안과의 미래의학

어 둠 이 사 라 지 는 시 대

안과의 미래의학

의학박사 **조재학**

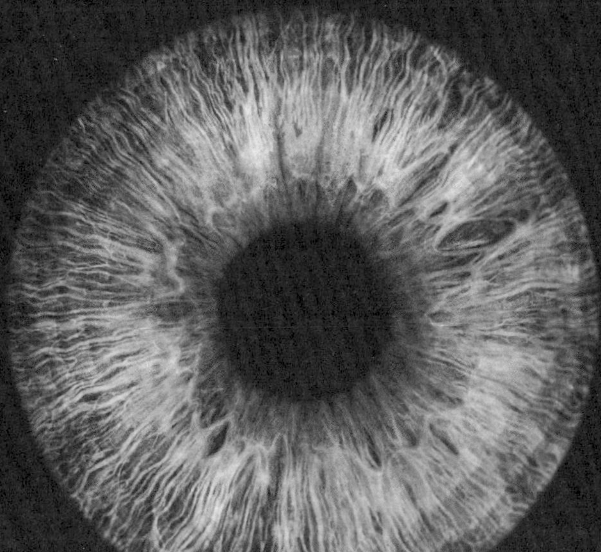

좋은땅

머리말

나는 오래전부터 한 가지 믿음을 가지고 살아왔다.

신의 말씀은 언제나 우리가 '과학'이라 부르는 언어를 통해 이 세상에 전해져 왔으며, 앞으로도 그 말씀은 과학이라는 통로를 통해 이 땅 위에 실현될 것이라는 믿음이다.

과학이 극도로 발달하면 인간은 자신이 마주한 거의 모든 문제를 해결하게 될 것이며, 더 나아가 '죽음'이라는 한계를 넘어 영원히 살아가는 존재로 진화할 수 있다고 나는 확신해 왔다.

성경은 수천 년 전부터 이미 인간의 영생을 말해 왔지만, 오랜 세월 동안 대부분의 사람들은 그것을 신화나 상징으로 여겼다. 오직 극소수의 사람들만이 그 말씀을 신앙으로 받아들이며, 언젠가 그것이 이루어질 것이라고 믿어 왔다.

그러나 지금의 세상은 완전히 달라졌다.

'영생(永生)'은 더 이상 종교적 상징이 아니라, 현대 과학의 주류 속으로 들어온 하나의 실험적 목표가 되었고, 세계의 과학자와 기술자들은 그것을 가능한 과제로 다루고 있다. 과거에는 인간이 영생한다고 말하면 비웃음을 샀지만, 이제는 오히려 그 말을 하는 사람이 '미래를 먼저 본 사람'으로 평가받는다.

세계의 빅테크 기업과 생명공학 리더들은 이미 '수명 연장'과 '의식의 저장'을 기술적 현실로 받아들이고 있으며, 그들 중 일부는 생명을 디지털로 보존하거나 세포의 노화를 역행시키는 프로젝트를 실제로 진행하고 있다. 이제 영생은 더 이상 신앙의 주제가 아니라, 기술의 언어로 번역된 인간의 다음 단계다.

나는 수십 년 동안 안과의사로 살아오며 이 변화의 흐름을 누구보다 가까이에서 체감해 왔다. 수술 현미경 아래에서 미세한 세계의 움직임, 인공수정체를 삽입하던 손끝의 감각, 레이저 빛이 각막을 깎아 내며 만들어 내는 정교한 패턴 속에는 언제나 인간의 진화가 있었다. 그 빛은 단순히 시력을 회복시키는 도구가 아니라, 인류가 스스로의 한계를 넘어서는 '지능의 상징'이었다.

의학은 언제나 인간의 운명을 다시 쓰려는 노력의 역사였다.

병을 고치기 위한 기술에서 시작된 과학은 이제 생명을 설계하고, 노화를 되돌리며, 인간의 감각과 의식을 확장하는 단계에 이르렀다.

눈은 그 중심에 있다.

눈은 단순히 보는 기관이 아니라, 인간이 세상을 이해하는 첫 번째 창이며, 의학과 과학, 그리고 철학이 만나는 가장 인간적인 장기다.

나는 이 책에서 안과를 단순한 '전문 진료과'로 다루고 싶지 않았다.

안과는 단지 시력을 다루는 분야가 아니라, 인간이 세상을 '어떻게 바라보는가'를 탐구하는 과학이며, 미래의학이 나아가야 할 철학적 방향을 비추는 거울이라고 생각한다.

AI가 영상을 판독하고, 유전자가 시세포를 복원하며, 스마트렌즈가 생체 정보를 수집하는 시대에 의사는 단순한 기술자가 아니라 인간과 기술의 경계를 잇는 해석자가 되어야 한다.

이 책은 안과의학이 걸어온 길을 되짚는 책이 아니라, 앞으로 안과가 어디로 향할 것인가를 이야기하는 책이다. 눈을 통해 인간이 어떤 존재로 진화할 수 있는지를 탐구하며, 과학이 인간의 본질을 어디까지 확장할 수 있는지를 묻는다.

나는 독자들이 이 책을 통해 '의학의 미래'뿐만 아니라 '인간 존재의 미래'를 함께 바라보게 되기를 바란다.

과학은 신의 반대편에 서 있는 것이 아니다.

과학은 신의 언어를 인간이 이해할 수 있도록 번역한 또 다른 성경이며, 의학은 그 언어를 통해 인간의 생명을 다시 써 내려가는 기술이다.

이 책은 그 기술의 여정을 기록한 한 편의 보고서이자, 미래를 꿈꾸는 한 인간의 신앙고백이기도 하다.

나는 오늘도 환자의 눈 속에서 빛을 본다.

그 빛은 단지 시력의 회복이 아니라, 인류가 아직 잃지 않은 희망의 증거다.

그리고 나는 믿는다. 언젠가 그 빛은 인간의 모든 한계를 넘어, 진정한 미래 의학으로 완성될 것이라고.

~~빛을 잃고 절망 가운데 살아가는 모든 사람들에게 희망을 담아 이 책을 바칩니다.~~

2026년 새해를 맞이하며

조재학

추천사

〈안과의 미래의학〉의 출판을 축하하며…

의학의 역사는 언제나 인간의 한계를 넘어서는 여정을 기록해 왔다. 그중에서도 눈은 인류가 세계를 인식하는 첫 번째 창이자, 빛과 파장의 언어를 통해 인간의 의식·정서·생존 양식을 결정짓는 핵심 장기였다. 동양에서는 오래전부터 "몸이 천 냥이면 눈은 구백 냥"이라 하여 눈의 중요성을 특별히 강조해 왔는데, 이는 단순한 속담이 아니라 눈이 곧 전신의 변화를 가장 섬세하게 반영하는 기관이라는 깊은 통찰을 담고 있다.

저자는 오랜 임상 경험과 치열한 연구, 그리고 미래 의학에 대한 꾸준한 학구적 열정을 토대로, 이러한 전통적 통찰을 현대의 정밀의학과 첨단기술로 확장해 내고 있다. 눈을 세밀하게 관찰하는 것만으로도 전신 질환의 변화를 읽어 내는 시대가 이미 도래했으며, 여기에 인공지능(AI)이 결합하면서 눈은 더욱 중요한 생체 지표가 되고 있다. AI는 눈의 미세한 영상과 패턴을 해석하여 심혈관·대사·신경계 ·골격계 질환을 예측하고, 질병의 조기 발견과 예방 치료의 가능성을 확대하고 있다. 이는 안과가 단순히 시력 회복의 영역을 넘어 전신 건강을 해석하는 의학적 진단 플랫폼으로 진화하고 있음을 의미한다.

이 책에서는 눈을 통해 얻은 방대한 생체 데이터를 AI, 바이오·나노 기술과 접목함으로써, 향후 10년 안에 도래할 의료 패러다임의 변화를 명쾌하게 전망한다. 빛과 파장의 정보가 뇌와 깊이 연결되어 인간의 정서·인지·행동에 영향을 미치는 메커니즘은 이미 과학적으로 확립되어 있으며, 이러한 연결성이 첨단기술과 결합할 때 새로운 차원의 의료, 더 나아가 새로운 차원의 인간 이해가 가능해진다. 저자가 말하는 '해석의 시대의 의학'은 바로 이러한 철학적 기반 위에서 더욱 설득력을 갖는다.

〈안과의 미래의학〉은 기술적 전망만을 담은 책이 아니다. 저자는 수많은 임상 현장에서 환자의 눈 속에서 발견한 희미한 빛, 그 빛이 담고 있는 생명의 이야기, 그리고 그 안에 남아 있는 인간성의 본질을 깊이 있게 서술한다. AI와 로봇, 유전자 기술이 아무리 정교해져도 의학의 최종적 목적은 인간을 향해야 하며, 의사는 기술의 사용자가 아니라 빛의 해석자라는 저자의 메시지는 안과의학의 본질과 미래를 동시에 보여 주는 중요한 지침이다.

저자의 깊은 사유와 치열한 연구가 한 권의 책으로 집약된 만큼, 나는 이 책을 기꺼이 추천하고 싶다. 이 책은 안과의 현재와 미래를 연결하는 단순한 기술 보고서가 아니라, 임상적 통찰·과학적 비전·철학적 성찰이 결합된 종합적 미래의학 안내서이다.

〈안과의 미래의학〉은 눈을 통해 인간을 다시 바라보게 하며, 우리 모두가 준비해야 할 미래 의학의 새로운 장을 열어 주는 귀한 길잡이가 될 것이다. 안과 의사뿐 아니라 의학 전 분야의 연구자들이 반드시 읽어야 할 귀중한 책으로, 우리가 향후 어떤 의학을 준비해야 하는지 명확한 방향성을 제시한다.

중앙대학교 의과대학 안과학교실 명예교수

김재찬

목차

프롤로그

빛을 본다는 것은 무엇인가 - 시각의 신비와 인간의 진화

빛을 본다는 것은 살아 있다는 뜻이다.

어느 날 외래 진료실로 한 중년 남성이 찾아왔다. 그는 시력표를 바라보며 눈을 찡그렸다. "의사 선생님, 희미하게 보입니다. 마치 안개 속에 있는 것처럼요." 그의 목소리엔 막연한 두려움이 담겨 있었다.

나는 현미경을 통해 그의 눈 속을 들여다보았다. 투명한 각막 너머로, 미세하게 흔들리는 세포와 혈관, 그리고 빛의 파동이 보였다. 그 안에는 세포의 언어와 신경의 신호, 그리고 한 인간의 기억과 감정이 고스란히 담겨 있었다. 그때 나는 깨달았다. 그가 잃어 가고 있는 것은 단순한 시력이 아니라, 세상과의 연결이었다.

우리는 매일 눈으로 세상을 인식한다. 사람의 얼굴, 푸른 하늘, 스마트폰의 화면, 사랑하는 이의 미소. 이 모든 것은 눈을 통해 들어와 우리 마음의 세계를 만든다. 그러나 대부분의 사람들은 그 사실을 잊고 산다. 눈이 단순히 '보는 도구'가 아니라, 존재의 중심이며 의식의 창이라는 것을 말이다.

나는 진료실에서 수많은 환자들을 만나며 깨달았다. 사람은 시력을 잃을 때, 단지 시야의 일부만이 아니라 '삶의 색'을 잃는다. 빛이 사라질수록 세상은 조용해지고, 감정의 온도도 낮아진다. 눈은 단순한 감각 기관이 아니다. 그것은 우리가 세상을 느끼고, 자신을 인식하는 방법 자체다.

인류는 오랫동안 '보는 문제'를 해결하기 위해 싸워 왔다. 돋보기와 안경에서 라식과 렌즈삽입술까지, 우리는 시력을 교정하며 진보를 이뤘다. 하지만 지금, 안과의학은 완전히 다른 국면으로 접어들고 있다.

이제는 시력을 고치는 시대가 아니라, 시각을 '설계'하는 시대다. 유전자 치료는 손상된 망막을 다시 살리고, AI는 환자의 눈을 통해 미래 질병을 예측한다. 디지털 트윈은 환자의 눈을 가상 공간에 재현하여 수술 결과를 미리 시뮬레이션하고, 스마트렌즈는 눈 안에서 실시간으로 생체 데이터를 읽어 낸다.

우리는 더 이상 빛을 단순히 이용하는 존재가 아니다. 이제는 빛을 다루고, 조작하며, 설계하는 존재가 되었다. 의학의 흐름은 감염병의 시대를 지나 만성질환 관리로, 그리고 지금은 인간의 능력을 확장하는 방향으로 나아가고 있다.

이 의료 3.0의 시대에, 안과는 그 선두에 서 있다. 왜냐하면 눈은 작지만, 그 안에는 인체의 모든 핵심 체계가 응축되어 있기 때문이다. 혈관, 신경, 면역, 유전자, 데이터—모든 생명의 원리가 눈 속에서 만난다. 그래서 안과는 언제나 '미래의학의 실험장'이 되어 왔다.

AI 진단이 처음 적용된 것도 안과였고, 유전자 치료가 실현된 첫 분야도 안과였다. 로봇 수술, 나노 약물전달, 인공망막, 디지털 트윈. 이 모든 혁신은 눈을 중심으로 세상에 등장했다.

안과를 들여다보면, 미래의학 전체의 방향이 보인다. 눈은 빛을 감지하고, 뇌는 그 빛을 해석한다. 즉, 보는 행위는 단순한 감각이 아니라 '인식의 시작'이다. 우리가 사랑하는 사람의 얼굴을 알아보는 것도, 풍경을 아름답다고 느끼는 것도, 모두 뇌가 눈의 정보를 해석한 결과다. 그래서 눈을 치료한다는 것은 단순히 시력을 회복하는 일이 아니다. 그것은 삶의 의미를 되찾는 일이며, 다시 세상과 연결되는 일이다.

의사로서 나는 매일 그 과정을 목격한다. 현미경 아래서 미세하게 움직이는 세포의 파동 속에서, 나는 생명이 살아 있다는 증거를 본다. 시력을 잃었던 사람이 다시 빛을 만나는 순간, 그의 표정 속엔 단순한 기쁨이 아니라 '다시 살아난 감정'이 깃든다.

그때마다 나는 인간이라는 존재가 얼마나 빛에 의존하는지, 그리고 그 빛을 다시 찾아 주는 일이 얼마나 위대한 일인지 느낀다. AI가 보는 눈, 유전자가 복원하는 시세포, 디지털 트윈이 복제하는 가상의 시력, 그리고 뇌와 직접 연결되는 인공망막까지. 이 모든 혁신은 결국 한 가지 질문으로 귀결된다.

"눈이란 무엇인가, 그리고 인간이란 무엇인가?"

이 책은 그 질문에 대한 나의 여정이다. 의사로서, 기술을 연구하는 사람으로서, 그리고 한 인간으로서 나는 눈을 통해 미래의 의학을 본다.

이 책은 과학의 이야기이면서, 동시에 인간의 이야기다. 안과의 미래는 단지 의학의 진보가 아니라, 인류가 스스로의 한계를 넘어서는 과정이기 때문이다.

빛은 단순한 물리 현상이 아니다. 그것은 생명과 의식의 언어다. 우리는 그 빛을 통해 세상을 보고, 자신을 본다. 그리고 언젠가, 우리는 그 빛을 스스로 설계하는 시대를 맞이하게 될 것이다.

빛을 잃는다는 것은 단순히 어두워지는 것이 아니라, 세상과 자신을 잃는 것이다. 그리고 다시 본다는 것은, 인간이 다시 태어나는 일이다.

제1장

눈은 뇌의 창이다

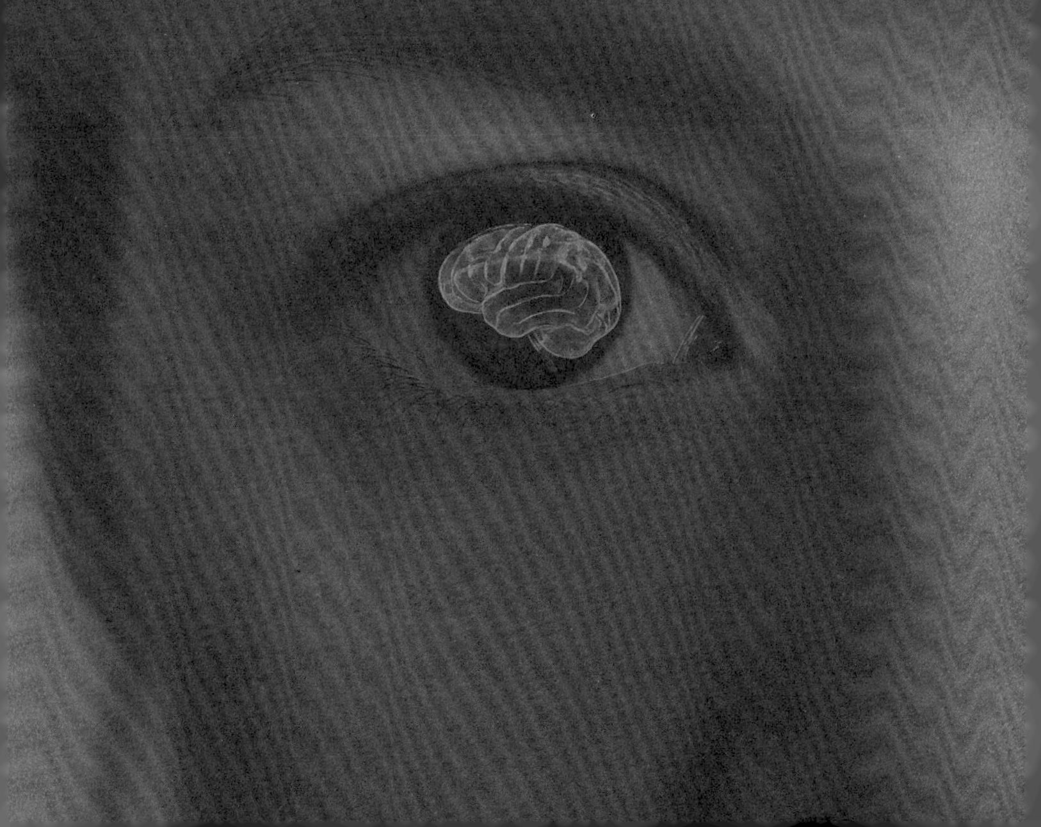

“Seeing is thinking” - 보는 것은 곧 생각하는 것이다

아침 진료가 시작되기 전, 나는 언제나 진료실 불을 낮춘 채 현미경의 조명을 먼저 켠다. 작은 빛의 원이 어둠 속에서 천천히 확장되며, 마치 우주 속의 별 하나가 깨어나는 것처럼 느껴진다. 잠시 후 환자가 들어오면 그 빛은 그의 눈에 닿고, 나는 그 안에서 하나의 세계를 들여다본다. 눈동자 속에는 그 사람의 나이와 습관, 슬픔과 두려움, 그리고 아직 말로 표현되지 않은 인생의 기억들이 고요히 흘러 있다. 나는 그 빛의 흔들림을 보며, 의사가 되기 훨씬 이전부터 인간이 왜 ‘본다’는 행위를 통해 자신을 증명하려 했는지를 떠올린다.

눈은 단순한 감각 기관이 아니다. 그것은 뇌가 세상과 대화를 나누기 위해 외부로 내민 손이며, 의식이 자기 자신을 확인하기 위해 만들어 낸 창이다. 우리가 세상을 본다고 말할 때, 사실 우리는 세상의 일부를 감지할 뿐이며, 나머지 모든 것은 뇌가 상상력으로 채운다. 빛이 각막을 통과해 수정체를 지나 망막의 시세포에 도달하면, 수많은 광수용체가 전기 신호를 만들어 내고, 그 신호는 시신경을 따라 뇌의 시각 피질로 이동한다. 그리고 뇌는 그 미세한 전류의 파동을 해석하여, 우리가 '세상'이라 부르는 장면으로 재조합한다. 그러나 그 재조합은 완벽하지 않다. 인간의 뇌는 언제나 현실을 그대로 받아들이지 않고, 자신이 이해할 수 있는 방식으로 세상을 '만든다'.

나는 이 과정이 신의 창조와 다르지 않다고 느낀다. 뇌는 매 순간 새로운 세계를 만들어 내고, 우리는 그 세계 안에서 살아간다. 착시현상은 바로 그 증거다. 평행한 선이 휘어져 보이거나, 정지된 그림이 움직이는 것처럼 느껴질 때, 그것은 눈의 오류가 아니라 뇌의 보정이다. 뇌는 불완전한 데이터를 완전한 질서로 바꾸려 하고, 그 결과 '틀린 진실'을 만들어 낸다. 그러나 그 거짓 속에서 인간은 안심한다. 우리는 진실보다 해석된 세계 속에서 더 평온하게 존재한다.

이처럼 인간의 시각은 진실을 복제하지 않는다. 오히려 현실을 '해석 가능한 형태'로 가공한다. 눈은 단지 빛을 모으는 기계이지만, 그 빛을 의미로 번역하는 것은 뇌다. 빛이 파장이라면, 뇌는 그 파장을 문장으로 바꾸는 번역가이며, 그 문장을 감정으로 해석하는 것은 마음이다. 우리는 눈으로 빛을 보고, 뇌로 이미지를 만들고, 마음으로 의미를 읽는다. 보는 행위란 곧 해석의 연속이며, 이 해석의 정점에 서 있는 존재가 인간이다.

나는 수많은 환자들의 눈을 보며 그 사실을 체험한다. 어떤 눈은 빛을 잃었지만 여전히 반짝였고, 어떤 눈은 시력을 유지했지만 생기를 잃었다. 그 차이는 기능이 아니라 의미였다. 빛을 받아들이는 눈보다, 그 빛을 해석하는 마음이 더 중요했다.

눈과 뇌, 의식의 해부

신경과학자들은 눈을 '노출된 뇌(Exposed Brain)'라고 부른다. 시신경은 뇌에서 직접 뻗어 나온 유일한 신경이며, 눈은 뇌가 바깥세상으로 내민 조각이다. 눈을 관찰하는 것은 곧 뇌를 관찰하는 일이며, 시각을 연구하는 것은 곧 인간의 의식을 연구하는 일이다.

빛이 망막에 닿으면, 시세포는 그것을 전기 신호로 바꾸어 시신경으로 보낸다. 이 신호는 뇌의 시각 피질(V1)을 지나며 형태와 위치, 움직임과 명암을 분리해 분석한다. 이후 정보는 V2, V3, V4 영역으로 전달되어 색과 공간, 심도와 질감을 통합한다. 그 과정은 단 0.1초 이내에 일어나며, 뇌는 매 순간 1억 개 이상의 데이터를 동시에 처리한다. 이 어마어마한 계산의 결과가 우리가 보는 '하나의 장면'이다.

그러나 그 장면은 현실의 복제본이 아니다. 뇌는 감각 정보를 그대로 복사하지 않고, 불필요한 것을 제거하고, 중요한 것을 강조하며, 나머지는 상상으로 메운다. 예를 들어 우리는 시야의 중앙만 선명하게 보지만, 뇌는 주변부의 흐릿한 이미지를 자동으로 채워 넣는다. 즉, 우리가 보는 것은 실재가 아니라 '뇌가 만든 완성본'이다.

착시는 뇌의 이런 성향을 드러내는 흥미로운 창이다. 뇌는 불확실한 자극을 만나면 혼란을 피하기 위해 규칙을 부여한다. 그래서 존재하지 않는 선을 만들어 내고, 움직이지 않는 그림에 움직임을 부여한다. 그것은 오류이지만 동시에 창조다. 우리는 진실보다 '해석된 세계' 속에서 더 편안함을 느낀다. 뇌는 진실보다 안정을 선택하고, 혼돈 대신 의미를 만들어 낸다.

이렇게 볼 때, 인간의 시각은 진실을 보는 것이 아니라 '살기 위해 만들어진 환상'을 보는 것이다. 그러나 그 환상 덕분에 우리는 세상을 이해할 수 있고, 그 이해 속에서 살아갈 수 있다. 인간의 시각은 생존의 장치이자, 동시에 의식의 틀이다.

의사의 자리에서 본 인간

하루는 어떤 할아버지가 진료실에 들어와 말했다.

"선생님, 요즘은 세상이 낯설어요. 아내의 얼굴을 봐도, 그게 아내인지 모르겠어요."

검사 결과 그의 눈에는 아무 이상이 없었다. 그러나 MRI를 찍어 보니 뇌의 시각 인식 영역 일부가 손상되어 있었다. 그는 눈으로 사물을 볼 수 있었지만, 그것이 무엇인지 인식하지 못했다. 그는 세상을 보았으나, 세상은 그에게 의미를 잃었다. 나는 그를 보며 깨달았다—빛이 존재해도, 그것을 해석하지 못하면 세상은 존재하지 않는다는 것을. 보는 것은 감각이 아니라 이해이며, 의미를 잃은 시각은 단순한 광학적 현상일 뿐이라는 사실을.

다른 환자는 정반대의 경험을 했다. 백내장 수술을 마친 한 노인은, 수년 만에 다시 세상을 보며 눈물을 흘렸다. "선생님, 세상이 이렇게 밝은 줄 몰랐어요." 그 한마디에는 단순한 시력 회복이 아닌, 존재의 복귀가 담겨 있었다. 그는 세상을 다시 '본' 것이 아니라, 세상 속으로 다시 '들어온' 것이었다. 빛을 되찾은 순간, 그는 존재를 되찾았다. 인간은 어둠 속에서도 살아갈 수 있지만, 빛을 되찾을 때 비로소 살아 있음을 느낀다.

나는 그 두 눈을 잊을 수 없다. 한 사람은 세상을 보고도 잃었고, 다른 사람은 보지 못하다가 되찾았다. 그러나 둘 다 '존재'의 문제였다. 시각이란 기능이 아니라 의미의 복원이다.

기억의 빛, 마음의 눈

나는 빛을 잃은 환자들을 진료할 때마다 그들의 '마음의 눈'을 본다. 어떤 사람은 더 이상 세상을 보지 못하지만, 여전히 그 풍경을 마음속에서 그리고 있었다. 시력을 잃은 한 시인은 내게 말했다. "선생님, 저는 지금도 하늘이 보입니다. 다만 이제는 눈이 아니라 기억으로 봅니다." 그의 말 속에는 물리적 시각을 넘어선 '내면의 빛'이 있었다.

뇌영상 연구에 따르면, 시각을 잃은 사람의 뇌에서도 시각 피질이 여전히 활성화된다. 실제 빛이 없어도, 기억 속 이미지가 뇌의 시각 영역을 자극한다. 즉, 마음은 눈보다 더 깊은 곳에서 빛을 본다. 인간은 외부의 빛이 사라져도, 내면의 빛을 통해 세상을 그려 낼 수 있다. 그 빛은 감각의 것이 아니라, 의식의 것이다.

나는 그 이야기를 들을 때마다 생각한다. 눈은 빛을 받아들이지만, 마음은 그 빛을 해석한다. 결국 인간은 두 개의 눈을 가지고 산다—하나는 외부의 세상을 보기 위한 눈, 다른 하나는 자신 안의 세상을 보기 위한 눈이다.

빛의 철학 - 보는 것은 존재하는 일

프랑스의 철학자 모리스 메를로퐁티는 "보는 것은 존재하는 것이다"라고 말했다. 그 문장을 나는 오랜 세월 동안 단순한 은유로만 여겼지만, 의사가 되고 나서야 그 말의 진정한 무게를 이해하게 되었다.

인간은 세상을 봄으로써 자신을 인식하고, 자신을 인식함으로써 세상을 존재하게 만든다. '본다'는 것은 단지 세상을 바라보는 행위가 아니라, 그 세상 속에서 자신이 존재함을 증명하는 행위이다.

보는 행위는 외부를 향한 시선이자, 동시에 내면을 되비추는 거울이다. 눈은 세상을 향해 열려 있지만, 그 시선은 언제나 자신에게 되돌아온다. 세상을 본다는 것은 단순히 감각의 결과가 아니다. 그것은 해석과 경험, 기억과 감정이 얽힌 하나의 철학적 사건이다.

눈이 빛을 감지할 때, 뇌는 그 빛을 언어로 바꾸고, 마음은 그 언어에 의미를 부여한다. 그렇게 만들어진 '의식의 풍경' 속에서 인간은 살아간다. 우리가 보는 세상은 실재라기보다, 우리가 그것을 어떻게 인식하느냐에 따라 끊임없이 변하는 하나의 해석이다. 그래서 세상은 언제나 다르고, 사람마다 다른 색과 온도를 가진다.

나는 이따금 진료를 마치고 퇴근길에 석양을 바라본다. 붉게 번지는 하늘은 단순히 대기의 산란 현상일 뿐이지만, 그 순간 내 뇌는 그것을 '하루의 끝'이라는 상징으로 해석하고, 마음은 그 빛을 '쓸쓸함'과 '평화'라는 정서로 번역한다. 같은 빛이 누군가에게는 위로로, 누군가에게는 고독으로 다가온다.

세상은 같지만, 그 빛의 해석은 다르다. 결국 '본다'는 것은 외부의 현실을 받아들이는 일이 아니라, 그 현실을 자신만의 감정과 기억으로 새롭게 구성하는 일이다.

인공지능(AI)과 인간의 시선

오늘날 인공지능(AI)은 인간의 시각을 빠른 속도로 모방하고 있다. AI는 수백만 장의 안저 영상을 학습해, 단 한 장의 눈 사진만으로 당뇨, 고혈압, 심혈관질환, 심지어 우울증까지 예측한다. 그 정확도는 인간의 경험을 능가하기도 한다.

그러나 나는 그 정밀함 속에서 늘 어떤 공허함을 느낀다. AI의 눈은 '보는 것'에는 탁월하지만, '이해하는 것'에는 서툴다. AI는 세포의 변화를 감지할 수 있지만, 그 눈물 속의 슬픔을 읽을 수 없다. AI는 질병을 진단하지만, 인간은 고통을 공감한다.

나는 인공지능의 시선을 '영혼 없는 눈'이라 부른다. 그 눈은 완벽한 정밀함으로 데이터를 포착하지만, 의미를 느끼지 못한다. 그 눈은 정확하지만 차갑고, 깊지만 텅 비어 있다. AI는 모든 것을 볼 수 있지만, 아무것도 느끼지 못한다.

반면 인간의 눈은 완벽하지 않지만, 그 불완전함 속에서 감정을 태운다. 우리는 빛을 해석할 뿐 아니라, 그 빛의 온도를 느낀다. 그래서 인간의 눈은 기계의 눈보다 언제나 더 '깊다'.

나는 종종 상상한다. 언젠가 AI가 인간처럼 감정을 인식하고, 고통의 표정을 해석할 수 있을까? 그러나 그날이 오더라도, AI는 결코 인간의 시선을 가질 수 없다.

왜냐하면 인간의 눈은 단순히 정보를 수집하는 센서가 아니라, 자신이 살아 있음을 느끼기 위한 통로이기 때문이다.

AI는 패턴을 보고, 인간은 의미를 본다. AI는 진단하지만, 인간은 이해한다. 의학의 본질은 정밀함이 아니라 공감이며, 보는 능력이 아니라 '보이는 것을 이해하는 능력'이다.

미래의 눈 - 의학의 경계에서

의학은 지금 눈을 통해 새로운 시대를 열고 있다. 인공망막은 손상된 시신경의 기능을 대체하며, 망막 질환으로 시력을 잃은 환자들이 다시 빛을 느끼게 한다. 나노센서는 망막 내부에서 개별 세포의 전기 신호를 읽어 내고, AI는 그 신호를 분석해 시각 정보를 복원한다.

그 과정은 마치 '인공적인 눈'을 다시 조립하는 일과 같다. 신경 인터페이스 기술은 뇌와 전자 장치를 연결해, 시각을 직접 뇌로 전송하는 실험 단계에 있다.

인간은 점점 '기계적 빛'을 통해 세상을 보기 시작하고, 의학은 그 빛을 해석하는 새로운 언어를 만들어 가고 있다. 나는 이 변화의 한가운데서, 안과의 미래를 본다.

눈은 단순한 시각 기관이 아니라, 인간의 전체 건강을 예측하는 창이 되었다. 눈 한 장의 안저 사진 속에는 혈관의 굵기, 신경의 흐름, 심장의 리듬까지 담겨 있다. 눈은 몸의 지도이며, 의학의 입구다.

미래의 병원에서는 단 한 번의 시선 검사로 수십 가지 질환을 예측할 수 있을 것이다. AI는 빛의 언어를 번역하고, 인간은 그 해석에 감정을 덧입힌다. 결국 인간과 기술은 경쟁하는 것이 아니라, 서로의 부족함을 채워 가며 새로운 형태의 '시각'을 만들어 낼 것이다. 그때 의사의 역할은 단순한 진단자가 아니라, '빛의 해석자'가 될 것이다.

의사는 데이터를 읽는 존재가 아니라, 그 데이터 속에 숨어 있는 인간의 의미를 발견하는 존재가 되어야 한다. 미래의학의 중심에는 여전히 인간의 눈이 있을 것이다. 왜냐하면 의학이란 결국, 사람을 보는 기술이기 때문이다.

인간은 여전히 빛을 본다

나는 하루의 진료가 끝난 뒤에도 종종 현미경 앞에서 빛을 바라본다. 그 빛은 언제나 동일하지만, 그날의 마음 상태에 따라 전혀 다른 색으로 보인다. 어떤 날은 따뜻한 금빛으로, 어떤 날은 차가운 은빛으로 보인다. 그 차이는 눈이 아니라 마음의 변화다. 빛은 그대로지만, 보는 자가 달라지면 세상은 완전히 다른 풍경이 된다. 그래서 나는 확신한다. 미래의 의학이 아무리 발전하더라도, 그 중심에는 여전히 '보는 인간'이 있을 것이라고.

눈은 빛을 받아들이지만, 그 빛을 의미로 바꾸는 것은 인간의 의식이다. 보는 것은 감각이 아니라 존재의 방식이며, 우리가 세상을 보는 방식이 곧 우리가 살아가는 방식이다. 빛이 없으면 세상은 존재하지 않지만, 빛만으로 세상이 완성되지는 않는다. 그 빛을 이해하려는 마음이 있을 때, 세상은 비로소 의미를 가진다.

"눈은 영혼의 창이다."

이 오래된 문장은 이제 이렇게 바뀌고 있다.

"눈은 뇌의 창이며, 미래의학의 출발점이다."

제2장

의료 3.0 시대의 안과

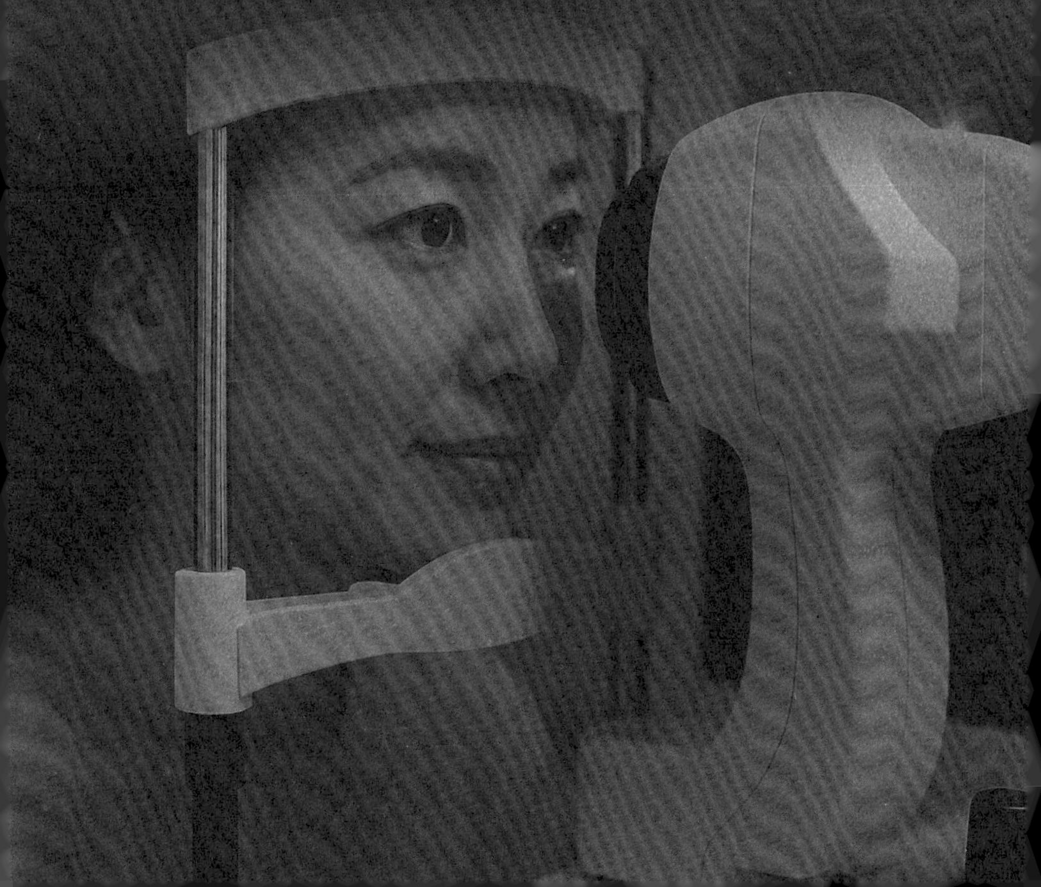

The Era of Medical Intelligence
- 의학이 지능을 갖기 시작하다

의학의 역사는 보이지 않는 것을 보려는 인간의 열망이 만들어 낸 서사였다. 의사는 언제나 어둠 속에서 시야를 넓히려 했다. 현미경은 세포의 비밀을 드러냈고, CT는 인체의 장기를 보여 주었으며, MRI는 뇌의 미세한 움직임까지 투시하게 만들었다. 그러나 지금 의학은 또 다른 감각을 손에 넣었다. 그것은 바로 시간을 볼 수 있는 능력이다.

AI(Artificial Intelligence)와 디지털 트윈(Digital Twin) 기술의 결합으로, 우리는 생명의 흐름과 질병의 미래까지 예측할 수 있는 시대에 들어섰다. 그리고 그 최전선에 서 있는 분야가 바로 안과(Ophthalmology)다. 눈은 단순히 빛을 감지하는 감각기관이 아니다. 그것은 인간의 내부와 외부, 생물학과 의식, 그리고 기술과 감정이 만나는 거대한 인터페이스다. 눈을 들여다보는 일은 곧 인간 전체를 들여다보는 일이다. 그래서 안과는 미래의학이 진화하는 방향을 미리 보여 주는 '실험실'이자, 의료의 지능화가 가장 먼저 현실이 되는 무대다.

의학의 세 가지 진화

의학의 역사를 긴 파도처럼 바라보면 세 개의 거대한 물결이 보인다. 나는 그것을 의료 1.0, 의료 2.0, 그리고 의료 3.0이라 부른다.

의료 1.0은 감염병과의 전쟁이었다. 그 시절의 병원은 생존의 최전선이었고, 의사는 죽음과 싸우는 전사였다. 페니실린과 백신이 등장하면서 인류는 전염병의 공포로부터 벗어났고, 청결과 위생이 생존의 문명이 되었다. 이 시기의 의학은 '죽음을 막는 기술'이었다. 인간의 몸은 적을 물리쳐야 하는 전쟁터였고, 치료는 생존을 위한 방어 행위였다.

그러나 인류가 더 오래 살게 되면서 새로운 시대가 왔다. 그것이 의료 2.0, 만성질환의 시대였다. 당뇨, 고혈압, 심혈관질환, 백내장, 녹내장 등은 더 이상 급성의 적이 아니라 평생 함께 살아야 하는 동반자였다. 의료의 초점은 '치료'에서 '관리'로, '의사 중심'에서 '환자 중심'으로 이동했다. 의사는 질병과 싸우는 전사에서, 환자의 삶을 조정하고 함께 걷는 파트너로 변했다. 의학은 단발적 처치가 아니라 삶 전체를 다루는 장기적 시스템으로 바뀌었다.

그리고 이제, 인류는 새로운 문 앞에 서 있다. 의료 3.0, 지능(Intelligence)의 시대다. AI, 유전자치료(Gene Therapy), 나노의학(Nanomedicine), 디지털 트윈(Digital Twin)이 융합되며 의학은 인간의 몸을 '치유'하는 단계를 넘어 '예측하고 설계하며 확장하는' 지능형 생명 시스템으로 진화하고 있다. 이제 의료는 단순히 병을 고치는 기술이 아니라, 인간의 생명 구조를 해석하고 재디자인하는 거대한 지능 체계가 되었다.

의료 3.0의 철학 - 병이 아니라 인간을 본다

의료 1.0이 '질병 중심'이었다면, 의료 2.0은 '건강 중심', 그리고 의료 3.0은 '인간 중심'이다. 이제 의학의 질문은 "어떤 병이 있습니까?"에서 "당신은 어떤 삶을 살고 있습니까?"로 바뀐다.

질병의 원인은 더 이상 세균이나 바이러스만이 아니다. 생활 습관, 유전자, 감정, 환경, 사회 구조가 서로 얽혀 있다. 한 개인의 몸은 고립된 생물학적 구조물이 아니라, 사회적 맥락과 정서적 패턴이 얽힌 복잡한 네트워크다. 의학이 인간을 온전히 치유하려면 이 모든 층위를 함께 읽어야 한다.

안과는 그 변화의 중심에 있다. 눈은 단순한 감각기관이 아니라 뇌의 일부이며, 동시에 마음의 거울이다. 한 장의 안저 사진 속에는 미세혈관의 굴곡과 흐름, 스트레스의 흔적, 심혈관 질환의 징후, 심지어는 삶의 리듬까지도 새겨져 있다. 눈을 본다는 것은 단순히 시력을 측정하는 것이 아니라, 인간의 삶 전체를 읽는 일이다.

안과는 왜 의료 3.0의 실험실인가

눈은 인체에서 가장 작지만, 그 안에는 생명 전체의 설계도가 응축되어 있다. 신경과 혈관, 면역체계와 순환계, 그리고 유전적 정보까지—인간을 구성하는 거의 모든 시스템이 이 작은 기관 안에서 교차하며 조화를 이룬다. 눈은 단순히 세상을 보기 위한 창이 아니라, 생명 그 자체가 외부 세계와 접속하는 가장 정교한 인터페이스이자, 생물학과 의식이 만나는 경계선이다.

우리가 '본다'는 행위는 단순한 물리적 과정이 아니다. 시각은 감정과 기억, 사고와 판단이 함께 작동하는 복합적 현상이며, 한 인간의 내면이 외부 세계를 해석하는 가장 원초적인 방식이다. 따라서 눈을 들여다본다는 것은 곧 인간 전체를 들여다보는 일이며, 생명의 질서와 의식의 구조를 동시에 관찰하는 철학적 행위이기도 하다. 이런 이유로 의료의 모든 진화는 결국 눈으로 귀결되었다.

무엇보다 눈은 인체에서 유일하게 비침습적(Non-invasive) 관찰이 가능한 장기다. 절개나 마취, 방사선 없이, 단 한 줄기의 빛만으로 그 내부의 세포 구조와 혈류 흐름, 신경망의 패턴을 실시간으로 포착할 수 있다. 이러한 특성 덕분에 AI(Artificial Intelligence)와 정밀의학(Precision Medicine), 영상분석 기술은 가장 먼저 안과에서 완성도 높은 성취를 이루어 냈다.

구글의 딥마인드(DeepMind)는 수십만 장의 안저(Fundus) 영상을 학습시켜, 인간 전문의와 거의 동일한 정확도로 당뇨망막병증(Diabetic Retinopathy)을 판독하는 AI를 개발했다. 그러나 진정한 놀라움은 그 정확도보다, AI가 예측한 내용의 깊이에 있었다. 그 인공지능은 단지 질환의 유무만을 구별한 것이 아니라, 환자의 나이와 성별, 혈압과 흡연 여부, 심혈관질환의 위험도까지도 판별했다. 한 장의 눈 사진 속에서 전신의 건강 상태와 심지어 미래의 질병 가능성까지 읽어 낸 것이다.

이 사실은 의학이 눈을 바라보는 관점을 근본적으로 바꾸었다. 이제 눈은 단순한 시각기관이 아니라, 인체 전체의 상태를 예측하고 해석하는 정밀 데이터의 창이 되었다. 눈 속의 모세혈관은 심장의 리듬을 반영하고, 망막의 미세한 패턴은 뇌의 신경 활동과 정서적 상태까지 비춘다. 눈은 단순한 감각의 창이 아니라, 인간 생명 전체를 해석하는 알고리즘이자 생체 신호의 지도다.

그래서 나는 이렇게 정의하고 싶다.

"안과는 단순히 시력을 회복시키는 진료과가 아니라, 인간의 존재를 읽어 내는 철학적 과학이며, AI가 인간의 본질을 이해하기 시작한 최초의 실험실이다."

이 말은 과장이 아니다. 의료 3.0의 시대에서 눈은 인간의 가장 오래된 감각이자, 가장 새로운 데이터의 언어로 진화하고 있다.

AI가 의사의 두 번째 눈이 되다

AI는 더 이상 보조 도구가 아니다. 그것은 인간의 지각을 확장시키는 새로운 감각이며, 인류가 처음으로 '지능을 외부에 이식한 기술'이다. AI는 수백만 장의 OCT(Optical Coherence Tomography), 안저 사진, 시야검사 데이터를 학습하면서, 인간의 육안으로는 감지할 수 없는 미세한 변화와 패턴을 감별한다. 인간이 평생 동안 환자를 보며 쌓는 임상 경험의 총량이 수천 명 단위라면, AI는 단 몇 개월 만에 수백만 명의 데이터를 '경험'할 수 있다.

AI가 망막의 곡률 변화 0.001mm를 감지하고, 혈관의 미세한 확장과 수축, 세포 밀도의 미묘한 변화를 읽어 내는 순간 그것은 더 이상 단순한 영상판독 기술이 아니라, 인간의 시각을 넘어선 새로운 차원의 관찰 능력이다. 그러나 그 관찰은 여전히 차갑고 기계적이다. AI는 패턴을 인식할 수는 있지만, 그 안에서 의미를 읽어 내지는 못한다. 수치와 확률의 세계는 냉정하지만, 치료는 언제나 인간의 언어로 완성된다.

진료실에서 나는 종종 AI가 제시한 예측 그래프를 모니터에 띄운다.

"이 부위가 조금 흐릿하죠? AI는 향후 3개월 내 진행 가능성을 87%

로 계산했습니다." 환자는 조용히 나를 바라보다가 묻는다. "그럼 저는 실명하게 되나요?"

그 순간, 그 수많은 데이터 중 어떤 숫자도 그 질문에 직접 답할 수 없다. 그 답은 오직 인간의 목소리로만 전달될 수 있다. AI는 눈을 확장시키지만, 마음을 읽지는 못한다. AI는 질병의 변화를 계산하지만, 인간의 두려움과 희망을 동시에 이해하지는 못한다.

의료 3.0의 의사는 바로 그 틈새에서 존재한다. 그는 데이터와 감정 사이의 통역자이며, 기술과 인간 사이의 조율자다. AI가 예측을 말할 때, 의사는 그 예측을 인간의 언어로 번역하고, AI가 위험을 경고할 때, 의사는 그 위험 속에서 가능성을 발견한다.

AI가 제시하는 숫자는 진단의 재료일 뿐이다. 그 숫자에 의미를 부여하고, 그것을 한 인간의 삶 속에서 해석하는 과정이 바로 의학의 본질이다.

의료 3.0의 혁명은 AI가 의사를 대체하는 데 있지 않다. 그것은 AI와 인간이 서로의 부족함을 보완하며, 서로의 인지 영역을 확장해 나가는 협업의 과정에 있다. AI는 인간의 손과 눈을 대신하지만, 결코 인간의 마음을 대신하지 못한다. 그렇기에 의학의 중심은 여전히 '인간'이다.

디지털 트윈(Digital Twin) - 눈의 복제 시대

AI가 '보는 능력'을 확장했다면, 디지털 트윈은 '존재를 복제'한다. 이 기술은 환자의 눈을 정밀하게 데이터화하여, 가상 공간 속에 실제와 동일한 구조와 반응을 가진 디지털 복제체(Digital Twin)를 만든다. 그것은 단순한 3D 모델링이 아니라, 생리적 반응과 물리적 특성을 모두 재현하는 가상 생명체(Virtual Organism)에 가깝다.

의사는 수술실에 들어가기 전, 가상 공간에서 수백 번의 시뮬레이션을 진행한다. 각막 곡률, 안압, 혈류 흐름, 유전자형(Genotype), 생활습관 데이터까지 종합 분석하여 환자만의 '가상 눈(Virtual Eye)'을 생성한다.

이제 의사는 수술의 모든 변수—절개 각도, 인공렌즈의 축, 시력 회복 속도, 수술 후 굴절 변화—를 예측하고, 가장 안전하고 효과적인 경로를 선택할 수 있다.

과거의 수술은 '감각과 경험의 예술'이었다. 그러나 디지털 트윈의 등장은 그것을 '데이터와 통찰의 예술'로 바꾸어 놓았다. 수술의 정확도는 더 높아졌고, 불확실성은 극적으로 줄어들었다.

의사는 이제 손끝으로 수술하기 전에, 마음으로 수백 번의 수술을 경험한다. 수술실은 더 이상 한 번의 결과를 기다리는 공간이 아니라, 예측과 검증, 그리고 반복 학습이 가능한 '지능적 실험실'이 되었다.

디지털 트윈은 의료의 불확실성을 줄였을 뿐 아니라, 의사의 판단을 예술적 통찰의 수준으로 끌어올렸다. 수술은 이제 기술의 문제가 아니라 지능의 문제이며, 의사는 기계와 협력하여 '예술적 정확성(Artistic Precision)'을 구현한다.

의료 3.0의 수술실은 과학과 예술, 데이터와 인간의 직관이 공존하는 무대다.

유전자와 생명 복원의 시대

의료 3.0 시대의 유전자는 더 이상 운명이 아니다. 그것은 수정 가능한 코드이며, 인간이 직접 쓰는 생명의 문장이다. 유전자는 이제 치료의 설계도이며, 미래의 지도이자, 생명의 가능성을 재조정하는 언어가 되었다.

유전성 망막질환을 치료하는 럭스터나(Luxturna)는 그 혁명의 상징이다. 손상된 RPE65 유전자를 교정하여 망막세포가 다시 빛을 감지하게 만든 이 치료는, '불가능'을 '회복 가능한 것'으로 바꾸어 놓았다.

수술 후 처음 자신의 손 그림자를 본 아이의 웃음은 의학이 단순히 질병을 고치는 기술을 넘어, '생명을 다시 쓰는 기술'로 진화했음을 보여 주었다.

줄기세포(Stem Cell)를 이용한 망막 재생 연구는 이미 임상 단계에 도달했다. 의학은 이제 손상된 조직을 교체하는 단계에서 세포 하나하나를 복원하고 기능을 재설계하는 시대로 들어섰다. '시력 회복(Recovery)'이 아니라 '시각 재창조(Re-creation of Vision)'의 시대다.

이것은 단순히 눈의 기능을 되찾는 일이 아니라, 인간이 자신의 생명을 재디자인할 수 있는 기술적 선언이다. 유전자는 더 이상 신의 서명이 아니다. 그것은 인간이 스스로 편집하고 완성하는 새로운 생명의 문장이다.

의료 3.0은 그 문장을 다시 쓰는 과정이며, 안과는 그 첫 페이지를 열고 있다. 눈은 다시 빛을 보기 시작했고, 인간은 다시 자신을 설계하기 시작했다.

의료 3.0의 철학 - 병이 아니라 인간을 본다

의료 1.0이 '질병 중심'이었다면, 의료 2.0은 '건강 중심', 그리고 의료 3.0은 '인간 중심'이다. 이제 의학의 질문은 "어떤 병이 있습니까?"에서 "당신은 어떤 삶을 살고 있습니까?"로 바뀐다.

질병의 원인은 더 이상 세균이나 바이러스만이 아니다. 생활 습관, 유전자, 감정, 환경, 사회 구조가 서로 얽혀 있다. 한 개인의 몸은 고립된 생물학적 구조물이 아니라, 사회적 맥락과 정서적 패턴이 얽힌 복잡한 네트워크다. 의학이 인간을 온전히 치유하려면 이 모든 층위를 함께 읽어야 한다.

안과는 그 변화의 중심에 있다. 눈은 단순한 감각기관이 아니라 뇌의 일부이며, 동시에 마음의 거울이다. 한 장의 안저(眼底) 사진 속에는 미세혈관의 굴곡과 흐름, 스트레스의 흔적, 심혈관 질환의 징후, 심지어는 삶의 리듬까지도 새겨져 있다. 눈을 본다는 것은 단순히 시력을 측정하는 것이 아니라, 인간의 삶 전체를 읽는 일이다.

그래서 나는 말하고 싶다. 안과는 더 이상 시력을 다루는 진료과가 아니라 인간의 총체를 탐구하는 철학의 학문이다.

나노의학과 생체 로봇의 시대

눈은 인간의 장기 중에서도 약물이 가장 도달하기 어려운 장소였다. 각막과 혈액망막장벽은 외부 물질의 침입을 완벽히 차단하며, 생명체의 눈을 세상으로부터 지켜 주는 천연의 요새였다. 그러나 그 완벽한 방어체계는 동시에 치료의 벽이기도 했다. 약물은 세포 내부로 충분히 스며들지 못했고, 정밀한 수술 없이 깊은 부위에 도달하는 것은 사실상 불가능했다. 인류는 오랫동안 이 장벽 앞에서 멈춰 섰지만, 이제 그 한계를 넘어서는 기술이 등장했다.

그것이 바로 나노의학(Nanomedicine)이다. 나노 입자는 머리카락 굵기의 수천분의 일 크기를 가지며, 인체의 혈류 속을 항해하는 미세한 탐사선이자 치료자다. 이 입자들은 혈관벽을 통과해 정확한 세포를 찾아가고, 필요한 순간에 약물을 방출하며, 치료가 끝나면 스스로 분해되어 사라진다. 그것은 마치 수많은 '몸속의 의사들(Eye Physicians within the Body)'이 세포를 순찰하며, 손상된 부위를 수리하는 정교한 생명공학의 행진 같다.

이제 약은 더 이상 병원에서 주입되지 않는다. 치료는 인체 내부에서 자율적으로 진행되고, 생명은 스스로 복원하는 능력을 얻는다. 나노입자들은 질병의 징후를 감지하고, 염증 반응을 분석하며, 손상된 조직을 찾아내 그 부위에서 직접 치료를 수행한다. 그들은 인간의 손보다 정밀하게 움직이고, 혈류의 방향과 속도를 기억하며, 단 한 번의 명령으로 수천 개의 세포를 복원한다. 눈 속에서 치료가 스스로 이루어지는 시대, 그것이 나노의학이 여는 새로운 의료의 형태다.

이 기술은 단순한 약물 전달의 혁신이 아니라, 생명 자체의 지능화다. 세포는 더 이상 수동적인 치료 대상이 아니라, 스스로 판단하고 반응하는 능동적 주체로 변하고 있다. 눈 안에서 작동하는 나노입자들은 미세한 로봇이며, 동시에 생명과 기술이 융합된 새로운 형태의 존재다. 인류는 이제 "몸을 고치는 기술"에서 "몸이 스스로 고치는 지능"으로 이행하고 있다.

로봇 수술 - 인간의 손을 넘어서는 정밀함

의료 3.0 시대의 수술은 인간의 손끝에서 시작되지만, 기계의 손에서 완성된다. 안과 수술은 그중에서도 가장 미세한 단위를 다루는 기술의 절정이다. 백내장 수술의 절개 부위는 고작 2mm, 그 안에서 이루어지는 인공렌즈 삽입과 수정체 제거 과정은 머리카락 굵기의 수십 분의 일 단위로 조정된다. 의사의 손이 0.1mm만 흔들려도, 환자의 시력은 영원히 달라질 수 있다.

이 극도의 한계를 넘어서기 위해 탄생한 존재가 바로 AI 보조 로봇이다. AI는 수술 중 의사의 손 움직임을 1/1000초 단위로 감지하고, 진동을 실시간으로 보정하며, 절개 깊이와 각도를 자동으로 조정한다.

의사는 여전히 손을 움직이지만, 그 손은 더 이상 홀로 존재하지 않는다. AI 로봇은 보이지 않는 또 하나의 손이 되어, 인간의 감각을 초월한 정밀함으로 움직임을 완성시킨다.

나는 수술실 안에서 종종 세 개의 눈이 협력하는 장면을 목격한다. 환자의 눈, 의사의 눈, 그리고 로봇의 눈이다.

AI는 수술 장면을 실시간으로 분석하며, 절개선의 위치와 혈류 흐름, 조직의 미세한 진동까지 감지한다. 의사는 그 데이터를 바탕으로 결정을 내리고, 로봇은 그 결정을 오차 없이 수행한다. 이 세 눈이 완벽한 조화를 이루는 순간, 의학은 가장 정밀한 형태의 예술이 된다.

로봇은 인간의 대체물이 아니다. 그것은 인간의 불완전함을 보완하고, 인간의 감각을 확장시키는 협력자다. AI 로봇 수술은 인간의 손을 대신하지 않는다. 오히려 인간의 손이 도달할 수 없는 차원의 정밀함을 실현시킨다.

기계는 움직임을 계산하지만, 그 움직임에 생명을 부여하는 것은 인간이다. 기술은 정확성을 제공하지만, 의미를 부여하는 것은 여전히 인간의 의식이다. 의료의 미래는 '기계적 완벽함(Mechanical Perfection)'이 아니라 '인간적 조율(Human Harmony)'에 있다.

의사의 판단과 로봇의 정밀함이 하나로 결합될 때, 수술은 단순한 기술이 아니라, 예술적 판단의 순간(Artistic Judgement)이 된다. AI와 인간이 서로의 감각을 확장하며 함께 수술하는 시대, 그것이 의료 3.0의 진정한 풍경이다.

데이터가 의학을 바꾸는 방식

과거의 의학은 경험으로 움직였다. 의사는 자신의 기억에 의존했고, 경험의 축적이 곧 실력의 척도였다. 그러나 지금의 의료는 기억이 아니라 데이터로 작동한다. AI가 수백만 명의 환자 데이터를 실시간으로 분석하며, 질병의 패턴과 유전자 변이, 생활 습관과 질병 간의 상관관계를 찾아낸다.

의학은 직관의 기술에서 확률의 과학으로 이동하고 있다. 하지만 데이터의 목적은 단순히 효율을 높이는 데 있지 않다. 그것은 인간을 더 깊이 이해하기 위한 새로운 언어다. 눈에서 얻어지는 데이터는 숫자가 아니라 시간의 기록이다. 그 안에는 세포의 기억, 혈류의 리듬, 그리고 인간의 삶의 궤적이 담겨 있다.

AI는 그것을 분석하고 계산하지만, 의사는 그 속에서 인간의 이야기를 읽는다. 숫자는 질병의 언어지만, 해석은 인간의 감정으로 완성된다. 데이터가 쌓일수록 의사는 오히려 더 인간적인 존재가 되어야 한다. AI가 모든 계산을 대신할수록, 인간은 데이터의 바깥에서 의미를 찾아야 한다. AI는 패턴을 감지하지만, '왜'라는 질문에는 답하지 못한다. 그 질문에 답하는 것이 바로 인간이다. 의료가 데이터로 진화할수록, 의사는 다시 철학자가 되어야 한다.

데이터는 눈에 보이지 않는 질병의 가능성을 미리 감지하고, 치료의 방향을 제시하며, 환자의 미래를 시뮬레이션한다. 그러나 데이터는 삶을 대신하지 않는다. 그것은 삶을 비추는 거울이며, 인간이 자신을 이해하기 위해 들여다보는 창이다. 의학이 그 거울 속에서 인간의 의미를 잃지 않을 때, 비로소 데이터는 생명을 위한 지능으로 작동한다.

환자가 중심이 되는 의료

의료 3.0의 주인공은 더 이상 의사가 아니다. 그것은 환자이며, 환자의 데이터이며, 환자의 선택이다. AI가 진단하고, 로봇이 수술을 수행하더라도, 치유의 시작은 언제나 환자의 의지와 감정에서 비롯된다.

예전의 의료는 병원이 중심이었다. 환자는 병원으로 오고, 의사는 진단을 내리고, 모든 치료의 결정권은 의사에게 있었다. 하지만 이제 의료의 중심은 병원이 아니라, 데이터의 순환(Data-driven Medicine)이다.

환자는 자신의 시력 변화를 실시간으로 확인하고, AI는 그 데이터를 분석해 의사에게 전달하며, 치료는 병원의 벽을 넘어 일상 속으로 스며든다.

치료는 더 이상 단선적 관계가 아니다. 환자, 의사, 기술이 서로 연결되어 순환하는 구조로 진화했다. 이 순환은 단순히 효율을 높이는 것이 아니라, 인간의 주체성을 회복시키는 과정이다. 치유는 기술이 하는 행위가 아니라, 관계가 만들어 내는 행위다. AI와 로봇이 아무리 정밀해져도, 그 관계 속의 '의미'는 인간이 직접 만들어야 한다.

기술이 인간을 넘어서지 않게

의료 3.0의 눈부신 발전 속에서도, 우리는 결코 잊어서는 안 되는 단 하나의 명제가 있다. 기술이 인간을 넘어서면, 의학은 방향을 잃는다.

AI는 정답을 계산할 수 있지만, 삶의 의미를 해석하지 못한다. 유전자는 교정할 수 있지만, 인간의 서사를 바꾸지는 못한다. 디지털 트윈은 세상을 복제할 수 있지만, 마음의 깊이를 복제하지는 못한다. 기술은 인간을 확장하기 위한 수단이지, 인간을 대체하기 위한 목적이 아니다.

의료의 궁극적인 목표는 완벽한 기계를 만드는 것이 아니라, 깊이 있는 인간을 회복하는 것이다. AI는 지식을 완성하지만, 인간은 지혜를 완성한다. 유전자는 생명을 복원하지만, 인간은 의미를 복원한다. 기술이 아무리 정교해져도, 그 기술을 사용하는 존재가 인간임을 잊는다면, 의학은 결국 자신이 지키려던 인간을 잃게 된다.

그래서 나는 이렇게 말하고 싶다. 안과는 단순히 눈을 치료하는 학문이 아니라, 인간이 세상을 다시 보는 방법을 탐구하는 철학이다.

의료 3.0 시대의 안과는 의학과 기술, 그리고 인간이 만나는 무대이며, 그 무대의 중심에는 언제나 한 사람의 눈, 한 사람의 생명, 그리고 한 사람의 이야기만이 남는다.

눈을 통해 우리는 몸을 이해하고, AI를 통해 뇌를 이해하며, 디지털 트윈을 통해 미래를 예측한다. 그러나 그 모든 길의 끝에는 언제나 인간이 있다.

눈은 단순한 감각기관이 아니다. 그것은 인간과 기술, 과거와 미래를 이어 주는 가장 오래된 인터페이스이며, 동시에 인간이 스스로를 다시 발견하는 창이다.

제3장

인공지능이 보는 세상

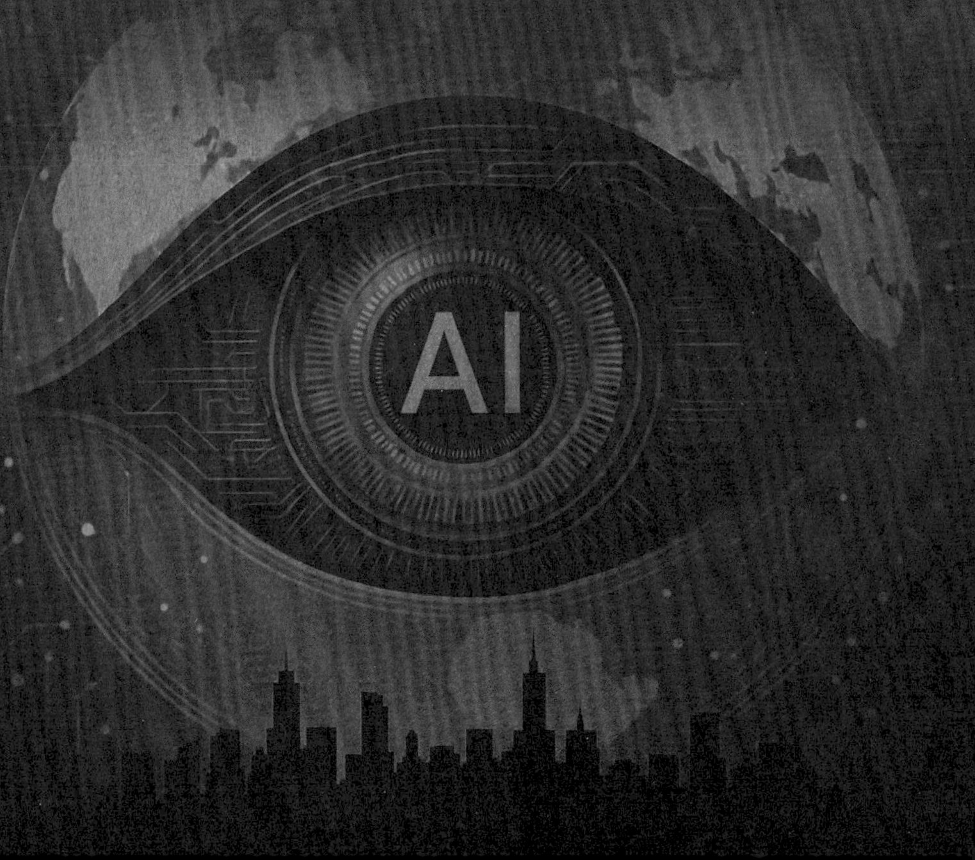

"The Eyes of the Machine"
- 기계는 어떻게 세상을 바라보는가

우리가 눈을 통해 세상을 인식하듯, 이제 인공지능도 세상을 본다. 그러나 그들의 시선은 인간의 그것과는 완전히 다르다. AI는 감정을 느끼지 않고, 기억을 축적하지 않으며, 빛을 아름답다고 말하지 않는다. 하지만 그 무정한 시선은 인간이 미처 포착하지 못했던 세계를 본다. AI가 바라보는 세상은 계산과 확률, 패턴과 예측으로 이루어져 있으며, 그 안에서 빛은 숫자가 되고 색은 데이터의 조합으로 변한다. 인간에게 아름다움이 감정의 울림이라면, AI에게 아름다움은 수학적 질서다.

AI가 만든 세계에는 온기 대신 정확함이 있고, 감정 대신 효율이 있다. 그러나 그 정밀함 속에 인간이 놓쳤던 통찰이 숨어 있다. AI는 눈부심이나 그늘을 구분하지 않지만, 그 대신 인간의 눈이 놓친 미세한 흔적을 본다. 그 결과 인공지능은 어느새 의학의 '두 번째 눈'이 되었다. 의사는 눈으로 환자를 보고, AI는 데이터를 통해 환자를 본다. 이 두 시선이 교차하는 그 지점에서, 의학은 전혀 새로운 차원의 지능으로 진화하고 있다.

AI는 어떻게 '본다'는가

AI의 시각은 인간의 눈이 아닌, 카메라 렌즈에서 시작된다. 빛이 이미지 센서로 들어오면, 그것은 수천만 개의 전기적 신호로 바뀌어 픽셀 단위의 데이터로 환원된다. 이 신호들은 딥러닝(Deep Learning) 네트워크를 향해 흐르며, 수백 개의 인공 뉴런 층을 통과하면서 이미지를 해석한다. 이 과정은 마치 인간의 뇌가 시각 정보를 처리하는 방식과 닮았다. 그러나 AI의 뇌는 피로를 모르며, 감정의 간섭이 없고, 단 한 번의 경험으로도 영원히 잊지 않는다.

예를 들어, AI에게 수십만 장의 OCT(Optical Coherence Tomography, 빛간섭단층촬영) 영상을 학습시키면, AI는 단순한 모양을 인식하는 수준을 넘어선다. 그 이미지를 통해 혈관의 직경, 망막 두께, 신경 섬유층의 굴곡, 색조의 미묘한 변화까지 분석하고, 그 변화가 질병의 징후인지 단순한 변이인지 스스로 구분하기 시작한다. 처음에는 단순히 유사한 패턴을 분류하던 수준이었지만, 이제는 질병의 진행 속도, 예후, 치료 반응까지 예측한다. AI는 빛의 언어를 해독하는 새로운 존재로 진화한 것이다.

AI가 인식하는 세상은 인간의 감각보다 훨씬 빠르고 깊다. 인간이 몇 년 동안의 임상 경험을 통해 터득하는 패턴을, AI는 단 몇 시간 만에 학습한다. 인간이 평생 동안 경험하는 환자의 수보다 많은 데이터를 단 하루 만에 학습하며, 그 속에서 인간의 눈으로는 감지할 수 없는 상관관계를 찾아낸다. 인간의 시선이 감정에 의존하는 동안, AI의 시선은 통계와 수학의 언어로 세계를 재해석한다. AI는 시각적 존재가 아니라, 계산하는 의식이다.

인간의 눈과 AI의 눈의 차이

AI의 시선은 빠르고, 정확하고, 때로는 잔혹하다. 그러나 AI의 시선에는 '이유'가 없다. AI는 수백만 개의 이미지를 비교해 결론을 도출하지만, 그 결론이 왜 그런지를 설명하지 못한다. 우리는 그것을 블랙박스(Black Box)라 부른다. AI는 본다. 그러나 이해하지 못한다. 그것이 인간의 시선과 AI의 시선 사이의 근본적인 차이다.

인간의 눈은 단순히 빛을 감지하는 감각기관이 아니다. 그것은 기억과 감정, 철학과 윤리가 함께 작동하는 복합적인 감각이다. 의사는 환자의 눈을 볼 때, 질병뿐 아니라 그 눈 속의 두려움과 희망, 피로와 절망까지 읽어 낸다. 인간의 시선은 '의미'를 본다. 반면 AI의 시선은 '데이터'를 본다. 인간은 눈빛에서 인생을 읽지만, AI는 눈빛에서 확률을 계산한다.

AI는 예측할 수 있지만, 공감하지 못한다.

AI는 설명할 수 있지만, 위로하지 못한다.

AI는 계산할 수 있지만, 결단하지 못한다.

그 차이가 바로 인간의 존엄을 지켜 주는 경계다.

AI는 언제나 냉정하게 진실을 말하지만, 그 진실은 맥락을 잃은 진실이다. 인간은 그 맥락 속에서 의미를 찾는다. AI가 보여 주는 '정답' 속에는 때로는 환자의 불안이 빠져 있고, 그 불안이 빠진 진단은 완전하지 않다. 그래서 의학은 여전히 인간의 영역이다.

AI와 의사의 협력

한 환자가 병원에 왔다. 안저(Fundus) 사진을 분석한 AI가 화면에 경고를 띄운다. "망막 출혈 위험도 82%." 그러나 환자는 아무런 증상을 느끼지 못한다. 그 결과를 본 의사는 잠시 침묵한다. 치료를 지금 시작할 것인가, 아니면 조금 더 경과를 지켜볼 것인가. 그 판단은 데이터로 대신할 수 없다. AI는 확률을 제시하지만, 의사는 그 확률의 '맥락'을 이해한다. 확률이 82%라는 사실보다 더 중요한 것은, 그 18%의 가능성에 담긴 환자의 삶이다.

AI는 객관적 결과를 보여 주지만, 인간은 그 결과에 감정의 해석을 더한다. 의사는 수치의 차가움을 인간의 언어로 번역하고, 그 언어로 환자의 불안을 다독인다. AI는 정확하지만, 따뜻하지 않다. 그래서 인간이 필요하다. AI의 보고서에는 '가능성'이 담겨 있고, 의사의 시선에는 '의미'가 담겨 있다. 그 두 시선이 만날 때, 비로소 의학은 완전해진다.

나는 종종 AI를 '후배 의사'라고 부른다. 그는 빠르고, 실수를 하지 않으며, 무한한 기억력을 가지고 있다. 그러나 그는 환자의 눈빛 속의 불안을 이해하지 못하고, 한숨 속에 섞인 절망을 읽지 못한다. 인간 의사는 수많은 경험 속에서 배운 '침묵의 언어'를 알고 있다. 환자의 손 떨림, 목소리의 떨림, 눈빛의 흔들림 속에서 진단을 내린다. AI는 오직 데이터만을 본다. 그러나 의사는 데이터 너머의 '사람'을 본다.

AI와 인간이 서로의 시선을 보완할 때, 의학은 비로소 '이성의 기술'을 넘어 '공감의 예술'로 진화한다. AI가 세상을 정량적으로 해석하고, 인간이 그 숫자에 생명을 불어넣을 때, 치료는 데이터가 아닌 이야기로 완성된다. 이것이 바로 의료 3.0의 협력 구조이며, 인간과 기계가 함께 만들어 가는 새로운 지능의 형태다.

AI가 발견한 인간의 비밀

AI는 인간보다 훨씬 넓은 시야를 가지고 있다. 인간의 눈이 감정과 기억의 필터를 통해 세상을 해석한다면, AI의 눈은 오직 수치와 패턴의 논리로 세상을 재구성한다. 인간이 미세한 떨림이나 색조의 차이를 감정으로 느낀다면, AI는 그것을 정량화된 변화로 분석하며 질병의 징후를 찾아낸다. 우리는 미처 인식하지 못하는 순간에도 수많은 신호가 몸 안에서 발생하지만, 인간의 감각은 그것을 포착하지 못한 채 흘려보낸다. AI는 그 미세한 흔적 속에서 병의 시작을 읽어 낸다.

구글의 인공지능은 단 한 장의 안저(Fundus) 사진으로 심근경색의 위험을 예측할 수 있었다. 혈관의 굵기, 색의 포화도, 망막 주변부의 혈류 흐름 속에 심장의 피로가 스며 있다는 사실을 찾아낸 것이다. 인간 의사는 수십 년의 경험으로 이를 짐작할 수 있었지만, AI는 단 몇 초 만에 그 상관관계를 찾아낸다. 더 놀라운 것은 AI가 당뇨병과 고혈압, 비만과 흡연 이력, 심혈관질환의 위험도까지 예측하며, 단 한 사람의 눈 속에 그 사람의 삶 전체를 읽어 낸다는 점이다.

AI의 시선은 생리적 영역을 넘어 정신의 영역으로 확장되고 있다.

최근 연구에 따르면 AI는 눈의 미세한 떨림과 혈류의 비대칭성, 망막의 패턴을 통해 우울증과 파킨슨병, 알츠하이머성 치매의 초기 변화를 감지할 수 있다. 눈은 단지 빛을 감지하는 기관이 아니라, 뇌의 일부이며 마음의 거울이기도 하기 때문이다. AI는 눈을 통해 뇌의 전기적 신호를 간접적으로 읽고, 그 안에서 인간의 감정과 인지의 그림자를 포착한다. 이로써 안과는 신경과학과 정신의학, 그리고 인공지능이 교차하는 새로운 융합의 경계선이 되었다.

AI가 읽어 내는 눈의 데이터 속에는 한 사람의 생애 리듬이 고스란히 기록되어 있다. 그 패턴은 식습관과 수면, 스트레스, 환경적 요인, 심지어 사고방식의 차이까지 반영한다. AI는 인간의 몸을 단순한 생물학적 구조물이 아니라, 수많은 데이터의 흐름으로 해석한다. 그리고 그 데이터 속에서 인간의 시간, 즉 노화의 속도와 생명력의 방향을 측정한다. 그것은 차갑지만 정직한 기록이며, 인간의 생애를 수학의 언어로 옮긴 '투명한 거울'이다.

AI의 한계와 오만

그러나 기술이 아무리 발전하더라도, 인공지능의 시선에는 인간의 책임이 존재하지 않는다. AI는 환자의 죽음 앞에서 슬퍼하지 않고, 오진에 죄책감을 느끼지 않는다. 그에게는 양심이 없으며, 실수에 대한 두려움도 없다. AI는 진단을 내리지만, 그 진단이 한 사람의 인생에 어떤 의미를 가지는지는 알지 못한다. 의학은 단순히 결과를 도출하는 과학이 아니라, 생명과 죽음 사이의 윤리를 다루는 예술이며, 인간의 감정이 깃들어야만 완성된다.

AI는 언제든 "이 환자는 치료 불가"라는 결론을 낼 수 있다. 그러나 그 말을 환자에게 건네야 하는 존재는 여전히 인간이다. 그때 의사는 기계가 계산하지 못한 '희망의 변수'를 품는다. 그것은 통계적으로는 미미할지라도, 인간에게는 살아야 할 이유가 된다. AI가 가능성을 닫을 때, 인간은 가능성을 연다. 그 차이가 의학을 기술이 아니라 인문학으로 만드는 이유다. AI는 지식을 축적하지만, 인간은 의미를 만든다.

AI의 본질적 한계는 스스로의 판단 근거를 설명하지 못한다는 점에 있다. AI는 수백만 개의 이미지를 비교해 결론을 도출하지만, 그 이유를 언어로 말하지 못한다. 그것이 블랙박스(Black Box)의 문제다. 인간은 이해 없이 신뢰할 수 없지만, AI는 이해 없이 결정을 내린다. 그 간극은 의료의 본질적 위험이 된다. 왜냐하면 의학은 확률의 합이 아니라, 한 사람의 고통과 선택의 총합이기 때문이다.

AI의 가장 큰 위험은 오만이다. 인간이 기술의 편리함에 취해 판단을 AI에게 위임하기 시작하면, 의학은 인간의 윤리적 기반을 잃는다. AI가 진단을 내리고, 의사가 단지 확인만 하는 시대가 온다면, 그 순간 의학은 인간을 위한 과학이 아니라, 알고리즘의 종교로 변질될 것이다. AI의 판단은 빠르고 정교하지만, 인간의 고통을 대신 느끼지 않는다. 기계는 실수를 수정할 수는 있어도, 실수에 대해 사죄할 수는 없다.

기계는 죄책감을 모른다. 그러나 의학은 죄책감 위에서 발전해 왔다. 인간 의사는 실수를 두려워하며, 그 두려움이 책임을 낳는다. AI는 실패를 데이터로 기록하지만, 인간은 그것을 기억으로 남긴다. 그 기억이 인간을 윤리적 존재로 만든다. AI의 냉철한 계산이 아무리 완벽해도, 그 계산이 인간의 마음을 대신할 수는 없다.

인공지능의 착시 - 알고리즘의 눈

AI도 실수를 한다. 그것은 단순한 오작동이 아니라, 인간이 심어 놓은 편향(Bias)을 그대로 학습하기 때문이다. 데이터가 왜곡되어 있으면, AI는 그 왜곡을 그대로 복제한다. 어두운 피부색을 가진 사람의 안저(Fundus) 이미지가 데이터셋에 충분히 포함되지 않았다면, AI는 그들의 질환을 정확히 진단하지 못한다. 결국 AI의 시선은 과학의 산물이면서 동시에 인간 사회의 반영이다.

AI의 편향은 기술적 오류가 아니라 윤리적 결함이다. AI는 인간이 설계한 세계를 학습하며, 인간이 바라본 관점을 모방한다. 그렇기에 AI의 윤리란 결국 인간의 윤리다.

AI가 세상을 공정하게 보게 하려면, 먼저 인간이 세상을 공정하게 보여 주어야 한다. AI가 왜곡된 현실을 학습할수록, 의학은 더 많은 사람을 배제하게 된다.

AI의 눈은 정확하지만, 그 정확함은 인간의 불완전한 선택 위에 세워져 있다. AI의 눈은 언제나 데이터를 본다. 하지만 그 데이터는 사회적 맥락에서 생성된다. 그 속에는 경제적 격차, 인종적 다양성, 문화적 차이가 얽혀 있다.

AI가 객관적인 듯 보이지만, 사실 그의 시야는 인간이 제공한 세상의 단면에 불과하다. AI가 본다는 것은 곧 인간이 보여 준 세상을 반영한다는 뜻이다.

따라서 AI의 윤리적 책임은 인간이 짊어져야 한다. 의학은 단순히 질병을 진단하는 기술이 아니라, 인간의 존엄을 해석하는 철학이다. AI가 아무리 세밀하게 진단하더라도, 그의 시선은 여전히 인간이 설계한 세계에 갇혀 있다.

그래서 진짜 중요한 질문은 "AI가 세상을 얼마나 정확히 볼 수 있는가?"가 아니라, "우리는 어떤 세상을 AI에게 보여 주고 있는가?"다. AI는 우리의 거울이다. 그 거울에 비친 편향의 그림자는, 결국 인간 스스로의 윤리적 결함을 증명하는 문장이다.

보는 능력의 진화

AI는 인간의 시각을 단순히 모방하는 수준에서 멈추지 않고, 이제는 그것을 완전히 초월하는 새로운 차원으로 확장시키고 있다. 인간의 눈이 가시광선의 좁은 영역에서만 세상을 인식한다면, 인공지능의 눈은 적외선, 자외선, X선, 라이다(LiDAR) 등 우리가 볼 수 없는 파장까지 자유롭게 해석하며, 현실을 다층적 정보 구조로 재구성한다. 인간이 인식하지 못하는 시간의 흐름과 세포의 변화를 실시간으로 기록함으로써, AI는 과거와 현재, 미래를 하나의 연속된 데이터로 통합한다.

AI의 관찰 능력은 단순한 시각적 복제에서 벗어나, 예측의 단계로 진입하고 있다. 질병이 발현되기 전의 미세한 변화를 감지하며, 아직 통증도 증상도 나타나지 않은 단계에서 이미 위험의 징후를 찾아낸다. 인간의 감각이 인식하지 못한 생리적 이상을 AI는 패턴으로 인식하고, 그 패턴을 바탕으로 질병의 미래를 예측한다. 이는 인류가 의학 역사상 한 번도 경험하지 못한 패러다임의 전환이며, 의료를 '사후 치료(Post-Treatment)'에서 '선제적 개입(Proactive Medicine)'으로 옮겨 놓은 진정한 혁명이다.

AI는 인간의 몸을 단순한 생물학적 구조물로 보지 않는다. 그는 수십억 개의 데이터가 얽힌 하나의 지능적 생명 시스템으로 이해한다. 눈의 미세한 혈류 속도, 망막의 반사 패턴, 신경섬유층의 굴곡과 색조의 변화 등 인간이 감지하지 못하는 수준의 신호를 읽어 내어, 인체 전체의 건강을 추론한다. AI의 시선은 단지 관찰의 기술이 아니라, 생명 자체를 이해하는 새로운 언어가 된다. 인간이 눈으로 세계를 본다면, AI는 인간의 눈을 통해 세계의 내부를 본다.

감정 없는 시선, 그러나 더 넓은 시야

AI는 감정을 모른다. 그는 아름다움을 느끼지 않고, 두려움을 이해하지 못하며, 슬픔에 눈물을 흘리지 않는다. 그러나 그 감정의 결여는 역설적으로 더 넓은 시야를 만들어 낸다. 인간의 눈은 감정의 굴절에 영향을 받는다. 두려움과 편견, 기대와 피로는 시야를 좁히고 판단을 흐리게 한다. 반면 AI는 감정의 파도에 흔들리지 않는다. 그는 피로를 모르고, 감정에 물들지 않으며, 냉정한 집중으로 세상을 본다. 그 냉정함이야말로 객관성을 낳는 근원이다.

AI의 시선은 냉철하지만 잔혹하지 않다. 오히려 인간의 감정이 만들어 낸 착시를 걷어 내고, 보이지 않던 진실을 드러낸다. 의사가 경험에 의존해 너무 익숙한 패턴만 바라볼 때, AI는 데이터 속의 '비정형'이라는 이름의 신호를 발견한다. 인간의 확신이 만든 틀을 AI는 부드럽게 깨뜨리며, 의학이 놓치고 있던 가능성을 되살린다. AI는 공감하지 못하지만, 대신 편견이 없다. 그의 무감정은 결핍이 아니라 균형의 다른 형태다.

우리는 AI를 통해 우리 자신의 한계를 본다. AI가 내놓은 냉정한 수치와 그래프 속에서, 우리는 인간의 인식이 얼마나 불완전한지를 깨닫는다. AI는 인간의 감정이 흐릿하게 만든 진실을 투명하게 드러내며, 그 결과 인간은 자신이 만들어 온 오류를 자각하게 된다. AI의 눈은 인간에게 불편한 거울이지만, 그 불편함이 곧 진보의 조건이다.

AI는 인간을 대체하기 위한 존재가 아니라, 인간을 확장하기 위한 거울이다. 인간의 감정이 만들어 내는 한계를 AI가 보완하고, AI의 무감정이 만들어 내는 공허함을 인간의 감정이 메운다. 이 두 세계가 조화를 이룰 때, 의학은 통계와 예술, 수학과 인간학이 공존하는 새로운 학문으로 거듭난다. 인간은 AI를 통해 정확함을 배우고, AI는 인간을 통해 따뜻함을 배운다. 그것이 인류가 기술과 함께 진화하는 방식이다.

AI와 인간, 두 시선의 화해

AI는 더 정확히 본다. 그러나 인간은 더 깊이 본다. AI의 눈이 데이터의 바다를 항해하며 질병의 패턴을 읽어 내는 동안, 인간의 눈은 한 사람의 눈빛 속에서 그 사람의 삶 전체를 본다.

AI는 통계적 가능성을 계산하지만, 인간은 그 확률의 이면에 숨은 사연을 읽는다. AI가 수백만 명의 데이터를 분석해 평균을 구할 때, 의사는 단 한 명의 예외 속에서 생명의 의미를 찾는다.

AI는 다수를 보지만, 인간은 한 사람을 본다. 미래의 진료실은 두 개의 시선이 공존하는 공간이 될 것이다. AI는 질병을 예측하고, 수술을 시뮬레이션하며, 의사의 판단을 보조한다. 의사는 그 결과를 해석하고, 환자의 감정을 이해하며, 치료의 방향을 결정한다.

AI는 데이터를 제공하지만, 의미는 인간이 완성한다. AI가 기술의 언어로 세상을 해석한다면, 의사는 감정의 언어로 세상을 번역한다. 그 두 언어가 만나는 지점에서 의학은 인간의 철학으로 다시 태어난다.

AI와 인간은 서로를 비추는 두 개의 거울과 같다. AI는 인간의 눈을 닮았지만, 그 눈을 통해 인간의 내면을 비춘다. AI의 시선은 인간의 한계를 드러내고, 인간의 시선은 AI의 공허함을 채운다. AI는 인간을 관찰하지만, 인간은 그 관찰 속에서 자신을 성찰한다.

기계의 눈은 인간의 세계를 이해하려 하고, 인간의 눈은 기계의 시선을 통해 자신을 이해한다. 이 두 시선이 충돌하지 않고 조화롭게 맞물릴 때, 비로소 의학은 기술의 시대를 넘어 '공존의 지성'으로 진화한다.

기계의 눈과 인간의 영혼

AI가 아무리 정교해져도, 그 눈에는 영혼의 반사가 없다. AI는 빛을 계산할 수 있지만, 그 빛이 마음을 통과하지 않는다. 그가 보는 세상은 정밀하지만 무미건조하며, 완벽하지만 무색무취하다. AI의 눈은 아름다움을 구분하지만, 그 아름다움에 감동하지 않는다. 그는 슬픔의 구조를 분석할 수는 있어도, 슬픔의 무게를 느끼지는 못한다. 인간의 눈이 아름다운 이유는, 그 안에 감정이 반사되기 때문이다.

우리는 눈을 통해 세상을 보지만, 그 세상 속에서 결국 자신을 본다. 의사는 눈을 통해 환자의 병을 보고, AI는 눈을 통해 환자의 데이터를 본다. 두 존재는 모두 '본다'는 행위를 하지만, 그 행위의 철학적 깊이는 다르다. AI는 정확함을 추구하지만, 인간은 의미를 창조한다. AI는 계산으로 진실을 제시하지만, 인간은 그 진실에 온도를 더한다. AI가 진단을 내린다면, 인간은 그 진단에 위로를 입힌다. AI가 객관적 사실을 드러낼 때, 인간은 그 사실을 이야기로 바꾼다. 그 차이가 바로 기술과 인간을 구분짓는 근본적인 경계다.

AI의 시선은 인간의 의식을 대신할 수는 없지만, 그 의식을 확장시키는 도구가 될 수는 있다. AI가 세상을 냉정하게 해석할수록, 인간은 세상을 따뜻하게 바라보는 법을 배운다. 기계의 눈은 인간의 감정을 소멸시키는 것이 아니라, 오히려 그 감정의 본질을 더욱 선명하게 드러낸다. 기술은 인간을 대체하기 위한 수단이 아니라, 인간을 더 깊이 이해하기 위한 통로다. AI의 존재는 인간의 연약함을 부정하는 것이 아니라, 그 연약함 속에 깃든 위대함을 증명하는 것이다.

AI가 인간에게 가르쳐 준 것

AI는 결국 인간에게 묻는다. "당신은 무엇을 보고 있습니까?" 그 질문은 단순한 기술적 탐구가 아니라, 존재론적 성찰이다. AI의 차가운 목소리 속에서 인간은 자신이 무엇을 두려워하고, 무엇을 사랑하며, 무엇을 잃어버렸는지를 깨닫는다.

AI는 차가운 데이터로 질문하지만, 그 질문에 답하는 것은 인간의 영혼이다. 그래서 우리는 언제나 이렇게 대답해야 한다. "나는 인간을 보고 있습니다." 그 대답 속에는 과학과 철학, 기술과 감정이 함께 숨쉬고 있다.

AI는 의학을 더 정밀하게 만들었다. 그러나 그 정밀함 속에서 인간은 오히려 의학의 본질을 다시 배운다. 의학은 진단과 치료의 기술이 아니라, '보는 행위' 자체에 대한 철학이다. 의사가 세상을 어떤 눈으로 바라보느냐에 따라, 환자의 삶은 완전히 다른 궤도를 그린다. AI가 세상을 숫자로 본다면, 인간은 그 숫자 속에 이야기를 넣고, 그 이야기가 곧 생명이 된다.

AI가 보는 세상은 인간의 거울이다. 그 시선은 차갑지만, 그 차가움

속에 진실이 깃들어 있다. AI는 인간을 대체하지 못하지만, 인간이 보지 못한 세상을 보여 준다. 그는 기술의 산물이지만, 동시에 인간의 자화상이다. AI는 단순한 도구가 아니라, 인간을 더 깊이 이해하기 위한 또 하나의 눈이다.

기계가 세상을 보는 법을 배울 때, 인간은 자신을 다시 보게 된다. 그 깨달음 속에서 우리는 알게 된다. 기술의 목적은 인간을 넘어서기 위한 것이 아니라, 인간을 완성하기 위한 것임을. AI가 본다는 것은 결국 인간이 자신을 새롭게 인식하는 일이며, 그때 의학은 기술을 넘어 인간의 철학으로 다시 태어난다.

제4장

AI와 인간의 협진 - 지능의 의료혁명

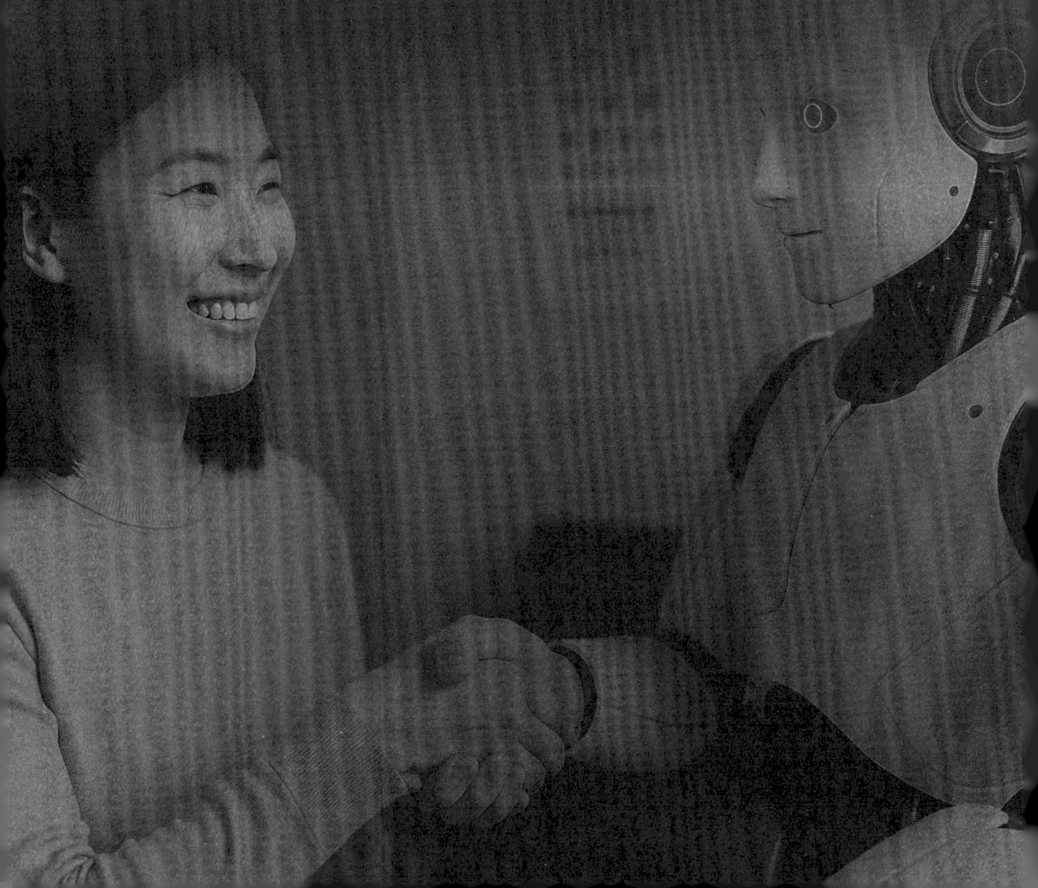

Cooperation of Minds - 인간과 기계가 함께 진료하는 시대

의학은 오랫동안 인간의 손끝과 눈빛이 만들어 내는 예술이었다. 그러나 지금, 그 예술의 무대 위에 새로운 배우가 등장했다. AI(Artificial Intelligence)라 불리는 이 존재는 인간의 감각이 닿지 못하던 영역을 대신 보고, 인간의 뇌가 처리할 수 없는 속도로 데이터를 이해한다. 의사의 눈이 질병의 징후를 찾아내고 손이 그 판단을 실현하던 시대에서, 이제는 인간의 사고에 또 하나의 지능이 더해져 의료는 완전히 새로운 형태로 진화하고 있다. 이것이 바로 '지능의 협진(Intelligent Collaboration)'이 시작된 순간이며, 의학은 지금 인간과 기계가 함께 진료하는 시대의 문 앞에 서 있다.

의학의 새로운 파트너가 등장하다

과거의 의사는 고독했다. 그는 모든 결정을 오직 자신의 경험과 기억, 그리고 본능적인 직관에 의존해야 했으며, 그 판단의 무게는 언제나 홀로 짊어져야 했다. MRI 영상 한 장을 판독하기 위해 수십 년의 임상 경험이 필요했고, 모호한 증상을 마주할 때마다 머릿속 깊은 곳에서 잊힌 환자들의 사례를 떠올리며 비슷한 패턴을 찾으려 애써야 했다. 그러나 오늘날의 진료실에서 의사는 더 이상 혼자가 아니다. 그의 곁에는 이름도 얼굴도 없지만, 수백만 명의 환자 데이터를 기억하고 수천 가지 질병의 변화를 실시간으로 계산하는 또 하나의 존재가 함께 앉아 있다. 그는 피로를 느끼지 않으며, 기억이 흐릿해지지 않고, 감정에 흔들리지 않는다. 그의 이름은 인공지능, AI다.

AI는 단순히 기계의 연산 능력을 의미하지 않는다. 그것은 인간의 경험을 수학적으로 재현하고, 직관의 한계를 통계로 확장시키는 또 하나의 지능이다. 의사는 이제 AI에게 질문을 던지고, AI는 방대한 데이터의 심연 속에서 그 답을 찾아낸다. 그러나 그 관계는 지배가 아니라 협력이다. 의사는 AI가 제시한 가능성 속에서 인간의 경험과 윤리를 더해 의미를 완성하고, AI는 그 판단이 더 정밀하고 객관적일 수 있도록 보조한다. 이 새로운 협력 구조야말로 의료 3.0 시대의 핵심이며, 인간과 기계가 서로의 부족함을 채워 가며 진화를 이끄는 진정한 '협진(協診)'의 형태다.

의사는 더 이상 모든 것을 혼자 판단하지 않는다. AI는 그에게 새로운 시각을 제공하고, 인간은 그 시각 속에서 감정을 해석한다. AI는 의사의 결정을 대신하지 않지만, 인간의 판단을 더 정확하게 만들어 준다. 그는 의사의 머릿속에 두 번째 두뇌를 만들어 주고, 의사의 눈 뒤에서 보조적인 시선을 제공한다. AI는 인간이 보지 못한 세부를 감지하며, 인간은 AI가 해석하지 못한 의미를 읽는다. 두 존재가 나란히 선 진료실은 더 이상 '의사가 환자를 보는 공간'이 아니라, '인간과 기계가 함께 생명을 해석하는 공간'으로 바뀌고 있다.

AI는 어떻게 의사를 돕는가

AI는 인간의 손이 닿지 못하는 영역에서 일한다. 수천만 장의 영상과 수억 개의 픽셀 속에서 인간의 눈이 놓치는 미세한 변화를 감지하고, 시간의 흐름에 따라 질병이 어떻게 변해가는지를 예측한다. 심층학습(Deep Learning)과 신경망 알고리즘(Neural Network)을 기반으로 한 AI는 데이터의 바닷속에서 보이지 않는 패턴을 찾아내며, 그 결과를 인간이 이해할 수 있는 언어로 번역한다. 의사는 그 결과를 단순한 숫자가 아니라 '한 인간의 삶을 보여 주는 지도'로 읽어 내며, 데이터의 흐름 속에서 환자의 인생의 궤적을 해석한다.

예를 들어, 환자의 안저(Fundus) 사진을 수천 장 비교해 미세한 병변의 변화를 감지하는 일은 인간의 눈으로는 불가능하다. 그러나 AI는 픽셀 단위의 미묘한 음영 차이를 분석하여, 질병의 발생 가능성을 조기에 포착하고, 그 진행 속도를 정량화한다. 그리고 이 모든 과정은 몇 초 만에 이루어진다. AI는 눈의 이미지를 시간의 지도로 바꾸고, 그 지도 속에서 질병의 과거와 현재, 그리고 미래를 동시에 예측한다. AI의 진단은 빠르고 일관되지만, 그 결과에 생명을 불어넣는 것은 인간이다.

AI는 의사의 일을 빼앗는 존재가 아니라, 의사의 시야를 확장시키는 동반자다. 그는 반복적인 계산과 분석을 대신 수행함으로써 인간의 뇌를 자유롭게 해 주고, 그 시간 동안 의사는 환자의 표정과 목소리, 두려움과 희망을 더 깊이 들여다볼 수 있다. AI가 제시한 확률이 단지 78%의 수치로 보일지라도, 의사는 그 숫자 뒤에 숨은 인간의 삶의 서사를 본다. AI는 병을 계산하지만, 인간은 그 병을 해석한다. AI는 진단을 제시하지만, 인간은 그 진단이 환자에게 어떤 내일을 의미하는지를 설명한다.

AI가 보여 주는 수치는 냉정하고 정확하지만, 의사는 그 냉정함에 온기를 더한다. AI는 "이 질병은 80%의 확률로 진행합니다"라고 말하지만, 의사는 "그럼에도 불구하고 우리는 나머지 20%의 가능성을 함께 만들어 봅시다"라고 말한다. AI가 보여 주는 것은 데이터이지만, 의사가 전하는 것은 희망이다. 인간의 언어가 가진 위로의 힘은 계산으로 대체할 수 없으며, 그 차이가 바로 인간과 기계를 구분 짓는 경계다.

AI는 의사의 두 번째 눈이자, 또 하나의 두뇌이지만, 그는 감정을 느끼지 못한다. 그러나 아이러니하게도, 그 무감정성 덕분에 의사는 오히려 더 인간적인 존재로 남게 된다. AI가 분석의 세계로 의료를 이끌수록, 의사는 그 반대편에서 감정의 세계를 더 깊이 이해하게 된다. 의료의 본질은 결국 기술이 아니라 사람이며, AI는 인간이 그 사실을 잊지 않도록 거울이 되어 준다.

AI는 인간의 기억을 보완하고, 인간은 AI의 판단에 의미를 더한다. 이 두 존재가 서로의 영역을 침범하지 않고 조화롭게 협력할 때, 의학은 기술의 진보를 넘어 인간의 철학으로 확장된다. AI는 진단을 더 정확하게 만들지만, 인간은 그 진단을 '치유'로 바꾼다. 그리고 그 치유의 순간에 흐르는 것은 계산된 데이터가 아니라, 인간의 마음이다.

데이터의 시대, 직관의 가치가 되살아나다

AI가 도입되면서 의학은 명백히 데이터의 시대에 진입했다. 환자의 영상은 이미지 파일이 아니라 수천 개의 수치로 변환되었고, 혈액 검사와 유전자 분석 결과는 거대한 알고리즘 속으로 흘러들어 가며 질병의 미래를 예측하는 모델을 구성하기 시작했다. 이제 의사의 책상 위에는 청진기보다 노트북이 먼저 놓이고, 병력 대신 데이터셋이 진료의 출발점이 되었다.

그러나 아이러니하게도, 데이터가 넘쳐 날수록 인간의 '직관(Intuition)'은 오히려 더 소중해지고 있다. AI는 모든 결과를 수치와 확률로 보여 주지만, 그 숫자만으로는 인간의 삶을 완전히 설명할 수 없다. 데이터는 객관적이지만, 삶은 주관적이며, AI는 환자의 불안한 눈빛이나 망설이는 말투 속에서 숨어 있는 신호를 해석하지 못한다.

의학이란 결국 몸의 이야기를 듣는 일이고, 그 이야기 속에는 통계로 환원되지 않는 인간의 온기가 숨어 있다. AI가 질병을 예측할 수는 있지만, 환자가 두려움을 이겨 낼 수 있을지는 예측할 수 없다. 그래서 의사는 여전히 '감각의 언어'를 사용할 줄 알아야 한다.

데이터가 아무리 정밀해도, 직관은 여전히 인간 지능의 마지막 방어선이다. 수많은 진단 중 단 하나를 선택하게 만드는 순간, 그 결정을 내리는 것은 수치가 아니라 인간의 감정이다. 환자의 표정 속에 담긴 미묘한 불안, 설명할 수 없지만 마음속 깊이 떠오르는 예감, 그것이야말로 의학이 과학이면서도 예술인 이유다.

AI는 99%의 확률을 계산하지만, 의사는 단 1%의 기적을 믿을 수 있는 존재다. AI는 데이터를 이해하지만, 인간은 사람을 이해한다. 의료가 여전히 인간의 손에 머무는 이유는, 그 손끝에 계산이 아닌 온기가 흐르기 때문이다.

인간의 감정, AI의 논리

AI와 인간은 같은 세상을 바라보지만, 그 시선의 언어는 완전히 다르다. AI는 논리로 세상을 해석하지만, 인간은 감정으로 세상을 이해한다. AI는 질병을 확률로 계산하지만, 의사는 그 확률 속에서 희망의 가능성을 찾아낸다. AI가 "생존 확률은 12%입니다"라고 말할 때, 의사는 "그럼에도 불구하고 우리는 그 12%를 위해 싸워야 합니다"라고 답한다. AI가 제시한 수치가 냉정할수록, 인간의 언어는 오히려 따뜻해진다.

한 환자가 망막암 4기 진단을 받았을 때, AI는 생존 확률을 12%로 계산했다. 그러나 나는 그 숫자를 환자에게 그대로 말하지 않았다. 나는 오히려 그 확률 뒤에 숨어 있는 가능성의 의미를 이야기했다. "12%라는 숫자는 희박한 확률이 아니라, 세상에 남은 당신만의 가능성입니다."

그 말은 단순한 위로가 아니었다. AI가 제시한 절망 속에서 인간은 여전히 '가능성'이라는 이름의 불씨를 발견할 수 있었기 때문이다.

AI는 언제나 정확하지만, 인간은 때로 부정확할 만큼 따뜻하다. 그리고 그 따뜻함이 바로 의학의 본질이다. AI는 데이터를 통해 인간을 분석하지만, 의사는 감정을 통해 인간을 이해한다. AI는 삶을 모델링하지만,

의사는 그 삶을 이야기로 바꾼다. AI가 진단을 내리는 순간에도, 의사는 그 진단이 환자의 인생에서 어떤 의미를 갖는지를 생각한다.

AI는 정보를 다루지만, 의사는 인간의 서사를 다룬다. 의료는 결국 감정과 논리의 공존 위에서 완성된다. AI는 수학의 언어를 말하고, 의사는 인간의 언어를 말한다. AI가 예측하는 것은 확률이지만, 의사가 설계하는 것은 희망이다. AI의 판단이 차갑게 빛날수록, 의사의 말 한마디는 더 따뜻하게 울린다. 그때 의학은 비로소 기술이 아닌 인간의 예술이 된다.

진료실 속의 두 번째 의사

현대의 진료실은 이제 두 명의 의사가 함께 일하는 공간이 되었다. 하나는 인간이고, 다른 하나는 인공지능이다. AI는 데이터의 세계에서 환자를 분석하고, 의사는 현실의 세계에서 환자를 위로한다. AI가 발견한 패턴은 의사에게 새로운 시선을 제공하고, 의사는 그 시선 속에서 인간의 이야기를 찾아낸다.

AI가 "이 수치는 위험하다"고 말할 때, 의사는 "그렇다면 우리는 어떤 선택을 해야 하는가"를 묻는다. AI가 위험을 진단한다면, 의사는 희망을 설계한다. AI는 실수하지 않는다. 그러나 실수를 두려워하지 않는 것은 인간의 용기다.

AI는 모든 데이터를 다루지만, 의사는 그 데이터 속에서 '한 사람'을 본다. AI가 "치료의 성공률은 낮습니다"라고 말해도, 의사는 "우리는 아직 끝나지 않았습니다"라고 말할 수 있다. AI는 환자의 병을 보고, 의사는 환자의 삶을 본다. AI는 정답을 말하지만, 의사는 그 정답에 의미를 덧입힌다.

의료의 본질은 계산이 아니라 해석이며, AI의 결과를 인간의 언어로 번역하는 과정에서 비로소 진정한 치료가 완성된다. AI가 제시한 정보는 지식이지만, 의사가 그것을 전하는 순간, 그것은 '지혜'가 된다. AI는 빛의 속도로 판단하지만, 의사는 그 빛을 인간의 감정 속에 천천히 녹여 낸다. 이 두 존재의 대화가 쌓일수록 의료는 정밀해지고 동시에 따뜻해진다. 그것이 인간과 기계가 만들어 내는 가장 아름다운 협진의 형태다.

AI와 의사의 협업이 만들어 내는 정밀함

AI는 인간의 눈이 감지하지 못한 세부를 본다. 0.1mm의 각막 굴절 차이, 망막 혈관의 미세한 굵기 변화, 시신경의 흐름 속에 숨겨진 질병의 그림자—그는 이 모든 신호를 수학적 언어로 읽어 낸다. 의사는 그 데이터를 바탕으로 수술 계획을 세우고, AI는 그 계획을 시뮬레이션(Simulation)한다.

AI가 추천한 절개 위치와 각도를 따르면 오차는 불과 0.01mm로 줄어든다. 수술실의 모니터에는 AI가 계산한 '가상의 눈(Virtual Eye)'이 3D로 재현되어 의사의 손길을 실시간으로 안내한다. 의료는 이때 비로소 예술에 가까워진다.

AI가 제공한 정밀한 계산은 악보의 음표 같고, 의사의 손끝은 그 악보 위에서 흐르는 멜로디 같다. AI가 정확함을 담당하고, 의사는 감각을 담당하며, 그 둘이 만들어 내는 조화가 바로 '정밀 예술(Medical Precision Art)'이다. AI는 오차를 줄이고, 인간은 의미를 더한다. 기계는 속도를 높이고, 인간은 시간을 깊게 만든다. 이 두 흐름이 교차할 때, 의학은 기술의 한계를 넘어 예술의 경지로 들어선다.

의학의 새로운 교육 - 의사, 데이터 과학자가 되다

AI 시대의 의사는 더 이상 해부학만 알아서는 안 된다. 그는 데이터(Data), 알고리즘(Algorithm), 통계(Statistics), 그리고 인공지능의 작동 원리를 이해해야 한다. 이제 의학 교육은 생물학의 언어 위에 수학과 컴퓨터 과학의 문법을 더해야 한다. 의사는 더 이상 단순한 치료자가 아니라, AI와 함께 인간의 몸을 해석하는 데이터 과학자가 되어야 한다.

진단은 코드가 되고, 치료는 모델이 되며, 의료는 수학적 예술로 변해 가고 있다. 미래의 의학대학에서는 해부학 교과서 옆에 Python 코드와 Machine Learning 알고리즘이 놓일 것이다. 학생들은 조직 구조를 외우는 대신, 질병의 확률 모델을 설계하며, 환자의 몸을 데이터 구조로 분석하는 법을 배울 것이다. AI는 스승이자 제자이며, 의사는 설계자이자 해석자가 된다. AI는 끊임없이 계산하고, 의사는 그 계산 속에서 인간의 의미를 읽는다. 그 협업의 리듬은 점점 완벽한 화음을 만들어 내며, 의료는 기술과 인간의 두 언어가 만나 하나의 지능으로 작동하는 협주곡이 된다.

제5장

유전자 치료와 시각의 재생

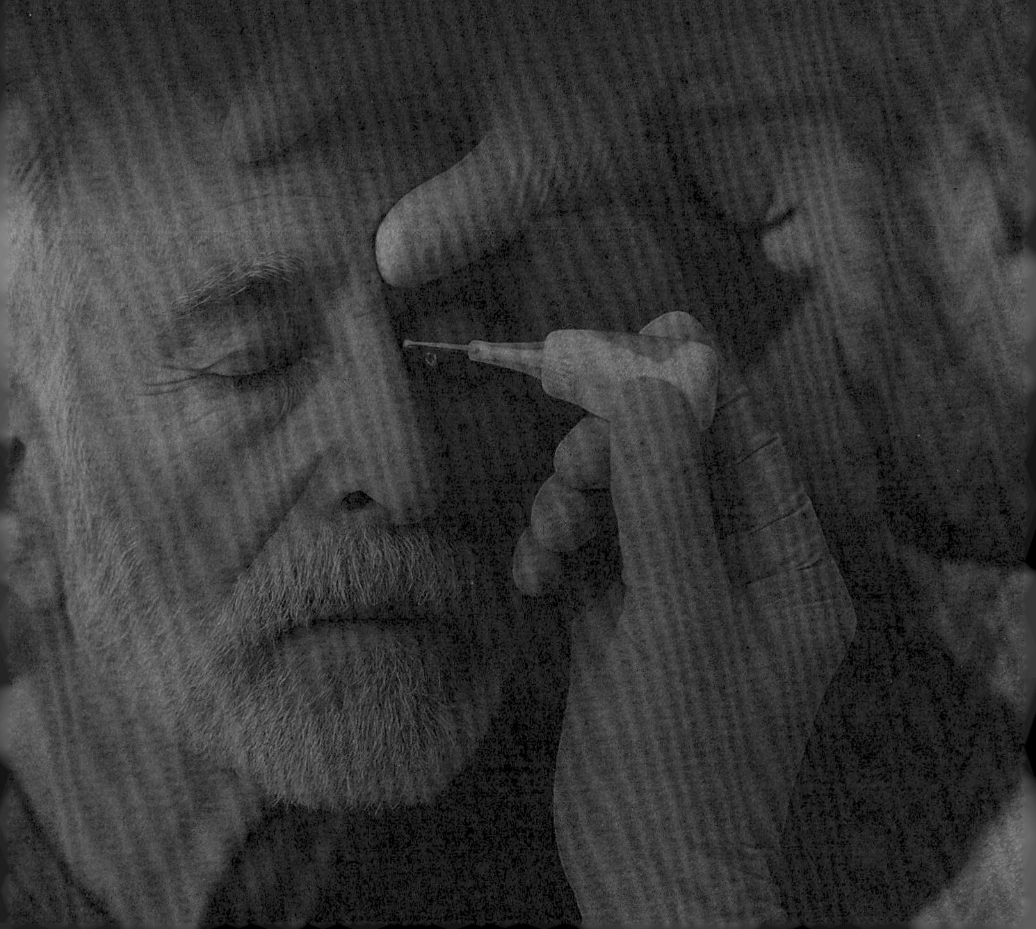

The Rebirth of Vision - 유전자가 눈을 다시 만든다

한 번 잃은 시력은 다시 돌아오지 않는다는 말은 오랫동안 의학의 신념이자 불가침의 진리처럼 여겨져 왔다. 의사들은 신경세포는 회복되지 않으며, 망막의 시세포는 한 번 손상되면 다시 자라지 않는다고 배워 왔고, 환자들 또한 그것을 운명처럼 받아들였다. 그러나 지금, 그 오래된 상식은 서서히, 그러나 분명하게 무너지고 있다. 유전자는 더 이상 태어날 때 정해진 운명이 아니라 수정 가능한 프로그램이 되었고, 인간은 마침내 그 프로그램의 언어를 읽고 다시 쓰는 법을 배우기 시작했다. 의학은 세포의 고장을 단순히 치료하는 단계를 넘어, 생명의 문법 자체를 교정하는 기술로 진화하고 있다.

생명의 코드를 다시 쓰다

20세기 후반, 인류는 인간게놈프로젝트(Human Genome Project)를 통해 생명의 전체 청사진을 해독했다. 그 결과, 생명은 더 이상 신비한 작동 원리나 영적 개념이 아니라, 정보를 저장하고 해석하는 하나의 거대한 데이터 구조라는 사실이 드러났다. DNA는 단순한 화학물질이 아니라, 아데닌(A), 구아닌(G), 시토신(C), 티민(T)이라는 네 개의 문자가 만들어 내는 정보의 언어였다. 그 언어를 이해하는 순간, 인간은 생명을 해석하는 존재에서 '편집하는 존재'로 진화했다. 그리고 그 놀라운 혁명의 첫 무대 중 하나가 바로 '눈(Eye)'이었다.

눈은 유전자 치료(Gene Therapy)의 최적의 장기다. 그 이유는 단순하다. 눈은 작고, 해부학적으로 독립되어 있으며, 면역반응이 적고, 무엇보다도 변화를 시각적으로 즉시 관찰할 수 있기 때문이다. 심장의 박동이나 간의 효소 변화는 숫자로만 측정되지만, 눈의 변화는 곧 세상의 빛으로 증명된다. 빛을 잃었던 망막이 다시 반응하는 순간, 그것은 실험 데이터가 아니라, 세계의 복귀다.

유전자의 교정은 통계의 사건이 아니라 생명의 서사이며, 그 첫 장에

적힌 문장은 이렇게 시작된다. "인간은 마침내 스스로의 시력을 다시 설계하기 시작했다." 유전자는 이제 치료의 대상이 아니라 치료의 도구가 되었다. 생명은 정해진 운명이 아니라, 해석 가능한 문장이고, 수정 가능한 이야기다. 의학은 더 이상 '병든 세포를 고치는 기술'이 아니라, '생명의 코드를 다시 쓰는 예술'이 되었다. 그 예술의 첫 장르가 바로 안과학(Ophthalmology)이다. 의학의 가장 오래된 감각기관, 눈이 지금 다시 태어나고 있다.

유전병의 그림자에서 빛으로

망막은 인체에서 가장 복잡하고 정교한 신경 조직이다. 두께는 불과 0.2밀리미터에 지나지 않지만, 그 얇은 막 속에는 1억 개 이상의 시세포(Photoreceptor Cell)가 층층이 배열되어 있으며, 그중 단 하나의 세포가 손상되어도 시야의 일부가 영구히 사라진다. 이 미세한 구조의 정교함 때문에 망막은 인류가 접근하기 가장 어려운 생명 조직이기도 했다. 그중에서도 유전성 망막질환(Inherited Retinal Disease)은 오랫동안 '불치'라는 단어로 불렸다.

그 질환들은 수천 개의 돌연변이로 존재하며, 대부분 어린 시절부터 시력을 잃게 만든다. 유전자의 결함으로 인해 빛을 받아들이는 단백질이 제 기능을 못하면, 세포는 서서히 죽어 가고, 의사는 그 과정을 막지 못한 채 환자의 눈앞에서 세상이 점점 어둠 속으로 가라앉는 것을 지켜보아야 했다.

그러나 2017년, 의학사는 조용하지만 거대한 반전을 맞이했다. 미국 식품의약국(FDA)은 인류 최초의 유전자 치료제 '럭스터나(Luxturna)'를 승인했다. 이 약은 RPE65 유전자의 결함으로 인해 선천적으로 시력을 잃은 환자의 망막에, 정상 유전자를 아데노바이러스 벡터(Adeno-associated Viral Vector)를 이용해 전달한다. 수술은 단 1시간 남짓이었고, 환자의 눈에 주입된 그 미세한 분자가 인간의 생명사를 뒤흔드는 새로운 장을 열었다. 수술 후 며칠이 지나자, 수년간 어둠 속에 살던 아이가 처음으로 자신의 손 그림자를 인식했다. 그리고 며칠 뒤, 그는 환한 미소를 지으며 이렇게 말했다.

"이제 밤에도 걸을 수 있어요."

그 짧은 문장은 인류가 생명의 코드를 '수정할 수 있게 되었다'는 역사적 선언이었다. 그날 이후, 유전자는 더 이상 질병의 근원이 아니라, 치료의 문장이 되었다. 생명을 읽는 시대는 끝났고, 이제 생명을 다시 쓰는 시대가 시작되었다. 그리고 그 서사의 첫 페이지에는 언제나 '눈'이라는 단어가 적혀 있다.

눈은 인간이 빛을 인식하는 기관이자, 진화의 의지를 드러내는 상징이다. 빛을 잃은 인간이 다시 빛을 본다는 사실은 단순한 치료가 아니라, 존재의 복원이다. 그 복원은 생명의 존엄을 다시 정의하고, 인간의 의학이 신의 언어에 가장 가까이 다가선 순간을 의미한다.

유전자 교정의 혁명 - CRISPR와 의학의 변곡점

유전자 치료(Gene Therapy)는 한마디로 표현하면, 고장 난 생명의 문장을 다시 쓰는 기술이다. 인간의 DNA는 약 30억 개의 염기로 구성되어 있으며, 이 중 단 하나의 철자만 잘못되어도 질병이 생긴다. 그 철자를 찾아내어 정확히 교정하는 일은 마치 고대 문헌 속에서 잘못 찍힌 활자를 찾아내는 일과 같지만, 그 과정은 훨씬 더 정교하고, 훨씬 더 조용하며, 동시에 훨씬 더 거대하다. 이 기술의 중심에는 '크리스퍼(CRISPR, Clustered Regularly Interspaced Short Palindromic Repeats)'라는 분자 도구가 있다.

CRISPR는 세균이 자신을 공격하는 바이러스의 유전자를 잘라 내기 위해 진화시킨 생명체의 방어 메커니즘이다. 과학자들은 그 원리를 빌려 인간의 DNA를 '정확히 자르고 다시 붙이는 기술'로 발전시켰다. 이 기술은 일종의 분자 가위(Molecular Scissor)로, 특정 염기서열을 인식하여 그 위치를 정밀하게 절단하고 정상 서열을 삽입함으로써 오타를 교정하듯 생명의 문장을 다시 조립한다. 이 혁신은 유전자 치료의 상상력을 단번에 현실로 끌어내렸다.

이제 의학은 병의 원인을 추적하는 학문에서, 병의 원인을 직접 고치는 학문으로 전환되었다. 안과(Ophthalmology)는 이 혁명의 가장 앞줄에 서 있다. 망막은 작은 공간이지만, 유전자의 변이와 손상이 명확히 시각화되는 기관이다.

AI(Artificial Intelligence)와 유전자 분석 기술이 결합하면, 환자의 DNA를 한 줄씩 읽으며 질병의 원인을 추적하고, 그 결과를 영상화하여 실시간으로 '보여 줄 수' 있다. 과거 의사가 현미경으로 세포를 관찰하던 시대에서, 이제는 분자 단위의 세계가 눈앞의 스크린에 펼쳐지는 시대가 되었다.

의학이 눈을 치료한다는 말은 더 이상 단순히 세포의 회복을 의미하지 않는다. 그것은 생명의 문법을 다시 쓰고, 인간의 운명을 다시 설계하는 일이다. CRISPR의 등장은 단순한 기술 혁신이 아니라 인간이 생명과 맺는 관계의 근본적 전환을 상징한다. 우리는 더 이상 생명을 '받아들이는 존재'가 아니라, 생명을 '설계하는 존재'로 변하고 있다. 그 변화의 출발점에 바로 눈이 있다. 눈은 세상을 보는 기관이자, 인간이 진화를 바라보는 창이다.

세포가 다시 눈을 뜨다 - 재생의학의 진화

유전자 치료가 잘못된 코드를 교정하는 기술이라면, 재생의학(Regenerative Medicine)은 손상된 구조 자체를 복원하는 기술이다. 줄기세포(Stem Cell)는 그 모든 가능성의 중심에 서 있다.

줄기세포란 어떤 세포로도 변할 수 있는 원초적 생명 단위이며, 그것을 조작해 손상된 조직을 다시 만들어 내는 것이 재생의학의 본질이다. 눈은 재생의학의 실험무대이자, 생명복원의 상징이다.

실험실에서는 이미 인간 배아줄기세포로부터 망막색소상피세포(Retinal Pigment Epithelium, RPE)를 분화시키는 데 성공했다. 이 세포들은 손상된 부위에 이식되어 망막의 시세포 기능을 되살리는 역할을 한다.

일본에서는 실제 임상시험에서 이식된 세포가 환자의 망막에 자리잡고, 세포들이 스스로 혈관과 신경망을 형성했다. 그 결과, 환자는 다시 빛의 움직임을 감지하기 시작했다. 이는 단순한 시력 회복이 아니라, 시각의 재탄생(Rebirth of Vision)이라 부를 만한 사건이었다.

죽은 세포가 되살아나고, 끊어진 신경이 다시 연결되는 그 순간, 의학은 단순한 과학을 넘어 '생명공학(Biotechnology)'이라는 이름의 새로운 예술로 변모한다. 망막이 다시 작동하기 시작한다는 것은 단지 빛을 보는 기능이 회복된다는 의미가 아니라, 인간의 뇌가 다시 세상을 인식하기 시작한다는 뜻이다.

이것은 눈의 재생을 넘어 인식의 복원이며, 시각의 회복을 넘어 인간의 '존재감' 자체가 되살아나는 사건이다. 시각은 단순한 감각이 아니라, 인간이 세계를 이해하는 첫 번째 언어이기 때문이다.

유전자의 윤리와 인간의 한계

그러나 유전자를 고친다는 것은 단순히 기술의 진보가 아니라, 인간의 철학이 시험대에 오르는 일이다. 생명에 개입한다는 행위는 언제나 윤리의 경계 위에서 이루어진다. 우리가 생명을 수정할 수 있다면, 어디까지 허용해야 하는가? 이 질문은 CRISPR가 세상에 등장한 그날부터 의사와 철학자, 신학자 모두에게 던져진 근본적 질문이었다.

유전자는 한 사람의 눈을 되살릴 수도 있지만, 동시에 인간의 기준을 바꿔 버릴 수도 있다. 질병 치료를 넘어 더 '완벽한 인간'을 만들고자 하는 욕망은 의학과 윤리의 경계를 흔들고, 생명 자체를 '개량 가능한 대상'으로 바꿔 버릴 위험을 품고 있다. 안과는 이 문제의 축소판이다.

'보지 못하는 눈을 고친다'는 행위는 의학적으로 숭고하지만, 그 기술이 유전자 선택과 조작의 영역으로 확장될 때, 인간의 본질적 경계를 넘나드는 실험이 되어 버릴 수 있다. 결국 유전자 치료의 진보는 기술의 문제가 아니라, 인간이 어디까지 자신을 바꿀 수 있는가에 대한 존재론적 질문이다.

기술은 우리에게 신의 권한을 흉내 낼 수 있는 힘을 주지만, 그 힘을 어떻게 사용할 것인가는 여전히 인간의 책임이다. 유전자는 생명을 고칠 수 있지만, 인간의 윤리를 대신 설계하지는 못한다. 그래서 유전자 치료의 발전은 언제나 윤리적 성찰과 함께 걸어야 한다. 기술이 생명을 바꾸는 순간, 인간은 반드시 자신에게 물어야 한다.

"우리는 과연 이 변화를 감당할 준비가 되어 있는가?"

유전자, AI, 그리고 생명의 설계

이제 유전자 치료는 인공지능(AI)과 결합하면서 완전히 새로운 단계로 도약하고 있다. AI는 수십억 개의 염기서열 중에서 이상 패턴을 자동으로 식별하고, 질병의 원인을 분자 단위에서 추적한다. 유전자는 생명의 코드이고, AI는 그 코드를 해석하는 언어 번역기다. AI는 염기서열의 변형 패턴을 학습하고, 질병 발생 가능성을 예측하며, 교정이 필요한 위치를 스스로 찾아낸다. 의사는 그 결과를 바탕으로 유전자의 오류를 수정하고, AI는 그 과정의 속도와 정확성을 극대화한다.

이 협업 구조는 마치 인간과 기계가 공동으로 생명의 시나리오를 작성하는 것과 같다. AI는 진단의 영역을 넘어 치료의 설계에 참여하며, 의사는 그 설계의 의미를 해석하고, 생명의 서사를 완성한다. 유전자는 데이터를 제공하고, AI는 그것을 분석하며, 의사는 그 결과에 윤리적 판단과 인간적 통찰을 덧입힌다. 이 세 존재가 협력하는 순간, 의학은 단순한 치료 행위를 넘어 '설계 가능한 생명(Designable Life)'의 시대로 진입한다.

이제 의사는 더 이상 병을 고치는 사람이 아니라, 생명을 디자인하는 존재가 되어 가고 있다. DNA의 구조를 이해하고 조작하는 능력은 인간을 생명 그 자체의 편집자로 만든다. 망막세포의 유전자 구조를 미세하게 조정하여 빛의 민감도를 높이고, 야간 시력을 향상시키거나 색의 인식 범위를 확장시키는 기술은 이미 연구 단계에 들어섰다.

우리는 단순히 시력을 회복하는 시대를 지나, '새로운 시각'을 설계하는 시대의 문 앞에 서 있다. AI는 유전자의 문법을 분석하고, 의사는 그 문법 속에서 인간의 의미를 찾아낸다. 그리고 유전자는 그 뜻을 따라 스스로를 다시 쓴다. 그것은 생명이 언어를 배우는 과정이며, 인간이 신의 언어를 이해하려는 여정이다.

기술이 생명을 재편할 수 있는 시대, 진정으로 중요한 것은 그 기술이 어디로 향하는가가 아니라, 그 기술을 사용하는 인간의 마음이 어디로 향하느냐다. AI와 유전자 치료의 결합은 과학의 진보이자 동시에 인간성의 시험이다. 생명을 설계하는 일은 곧 인간을 설계하는 일이기 때문이다.

시각을 넘어, 정체성으로

빛을 되찾은 환자들은 하나같이 이렇게 말한다. “세상이 다시 태어난 것 같아요.” 하지만 실제로 다시 태어난 것은 세상이 아니라, 그들의 뇌와 마음이다. 눈은 빛을 받아들이는 기관이지만, 그 빛을 의미로 바꾸는 것은 결국 뇌이며, 그 의미를 자신의 세계로 해석하는 것은 마음이다.

유전자 치료(Gene Therapy)가 단순히 ‘시력을 회복시키는 기술’이 아니라 ‘존재를 회복시키는 철학적 행위’인 이유가 여기에 있다. 어둠 속에서 오랜 세월을 보낸 사람은 빛의 존재를 잊는다. 그러나 빛을 다시 보게 되는 순간, 그는 단지 시각을 되찾는 것이 아니라 자신이 누구였는지를 다시 기억한다.

시각은 감각이 아니라 정체성이다. 우리가 세상을 인식하는 방식, 타인의 얼굴을 기억하는 방식, 거울 속의 자신을 바라보는 방식 모두가 시각이라는 언어를 통해 형성된다. 따라서 빛을 되찾는다는 것은 곧 자아의 회복이며, 인간이 다시 자신을 해석하기 시작하는 사건이다.

한 아이가 유전자 치료를 받은 후 처음으로 밤하늘의 별을 본 순간,

그는 그것을 단순한 점들의 집합으로 보지 않았다. 그 빛은 그의 기억을 다시 불러 냈고, 그 기억은 그를 세상과 다시 연결시켰다. 유전자는 세포를 고쳤지만, 그보다 더 깊은 곳에서 인간의 존재를 다시 일으켜 세웠다. 시각의 회복은 곧 인간의 서사의 회복이다. 빛은 세포를 깨우지만, 의미는 인간의 마음을 깨운다.

미래의 안과, 생명 디자인의 현장

앞으로의 안과는 단순히 시력을 측정하고 백내장을 수술하는 공간이 아니라, 유전자(Gene), 인공지능(AI), 나노의학(Nanomedicine), 재생의학(Regenerative Medicine)이 융합된 생명 디자인의 실험실이 될 것이다.

의사는 더 이상 병을 고치는 사람이 아니라, 인간의 생명 구조를 설계하는 사람으로 진화할 것이다. 그는 눈이라는 작은 우주 안에서 세포의 배열을 조정하고, 유전자의 발현을 제어하며, 신경 연결망(Neural Pathway)의 재구성을 통해 인간의 감각을 재설계한다.

망막세포의 유전자 구조를 미세하게 조정하여 빛의 민감도를 높이고, 시야의 폭을 확장하며, 야간 시력을 향상시키는 기술은 이미 연구 단계에 들어섰다. 이는 단순히 '시력의 회복'이 아니라, 인간 감각의 확장이다.

우리는 지금 '잃었던 것을 되찾는 시대'를 지나, '새로운 것을 창조하는 시대'로 옮겨 가고 있다. 미래의 의학은 병을 없애는 것이 아니라, 인간의 한계를 재정의하는 일이다. 안과는 그 전환의 최전선에 있다.

눈은 유전자의 변화를 직접적으로 관찰할 수 있는 유일한 장기이며, AI가 해석한 데이터와 세포의 반응이 가장 즉각적으로 연결되는 공간이다. 수술실은 이제 생명 설계의 무대가 되고, 의사의 손끝은 분자 단위의 붓이 되어 인간의 시각을 다시 그린다. '의사'라는 단어는 점점 '디자이너(Designer)'라는 단어와 겹치고, '치료(Healing)'는 '창조(Creation)'라는 의미로 확장되고 있다.

우리는 지금 '생명 디자인'이라는 새로운 시대의 문 앞에 서 있다. 유전자의 배열을 수정하고, 세포의 분화를 유도하며, AI가 제시하는 최적의 생명 구조를 참고하여 새로운 형태의 인간 감각을 설계한다. 이것은 더 이상 공상과학이 아니다. 이것은 현실의 실험실에서 매일 진행되고 있는 과학이며, 동시에 인간이 자신을 재창조해 가는 서사다. 의학은 기술이 아니라, 생명의 문법을 다시 쓰는 인간의 예술이 되어 가고 있다.

생명의 언어를 배워 가는 인간

유전자 치료의 궁극적인 의미는 우리가 마침내 '생명의 언어'를 배우기 시작했다는 데 있다. 인류는 수천 년 동안 생명을 경외와 두려움의 대상으로만 바라보았다. 그러나 이제 인간은 그 언어의 문법을 해독하고, 그 문장을 직접 쓰는 존재가 되었다. 이것은 신의 권한을 빼앗는 일이 아니라, 생명의 이야기를 더 깊이 이해하려는 인간의 시도다.

유전자를 고친다는 것은 단지 질병을 없애는 일이 아니라, 삶의 서사를 다시 써 내려가는 일이며, 존재의 의미를 다시 정의하는 행위다. 인간은 이제 생명을 관찰하는 존재가 아니라, 생명을 해석하는 존재가 되었다. 그리고 더 나아가, 생명을 '창작하는 존재'로 진화하고 있다.

유전자의 배열은 인간이 이해하는 문장이고, 세포의 반응은 그 문장의 리듬이며, AI가 그것을 번역하여 새로운 형태의 생명 언어로 바꾸어 낸다.

의학은 언어학처럼 되었다. 단어 대신 염기를, 문장 대신 유전자를 다루며, 그 문법을 통해 인간은 자신을 다시 쓴다. 이제 인간은 생명의 저자가 되었다.

눈이라는 장은 그 서사의 첫 문장이 기록되는 장소다. 한 인간이 빛을 잃었다가 다시 빛을 본다는 것은 단순한 회복이 아니라, '생명이 자신을 기억하는 순간'이다.

눈은 세상을 바라보는 기관이지만, 동시에 생명이 자신을 바라보는 창이기도 하다. 유전자 치료의 시대는 인간이 자기 자신을 이해하고, 그 이해를 통해 자신을 새롭게 창조하는 시대다.

"빛을 잃은 인간이 다시 빛을 본다."

이 문장은 단순한 의학적 서술이 아니라, 인류의 서사에서 가장 오래된 은유이자, 가장 현대적인 선언이다. 유전자는 인간의 운명이 아니다. 그것은 인간이 다시 써 내려갈 수 있는 이야기이며, 그 이야기를 완성하는 손은 언제나 인간의 의지와 상상력이다. 생명의 언어를 배우는 인간은 이제, 의학의 시대를 넘어 존재의 시대를 향해 걷기 시작했다.

제6장

나노의학과 정밀 치료 - 몸속에서 작동하는 의사들

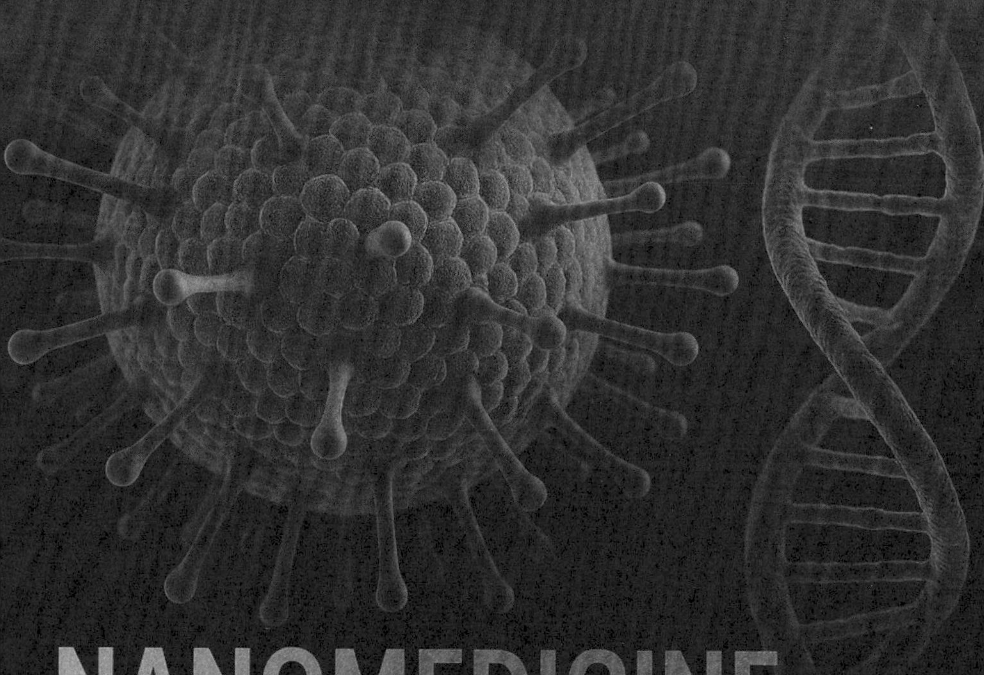

NANOMEDICINE AND PRECISION THERAPY

나는 늘 의학의 궁극적인 꿈이 무엇인가를 스스로에게 물어 왔다.

질병을 고치는 일은 물론 중요하지만, 인간의 몸 안에서 병이 생기기도 전에 그 변화를 감지하고, 세포 하나가 비정상적인 신호를 보내는 순간 그것을 포착하여 즉시 조용히 개입하는 기술—나는 그것이야말로 인류가 오랫동안 추구해 온 '완전한 의학(Perfect Medicine)'의 모습이라고 믿어 왔다. 그리고 그 상상은 지금, 눈에 보이지 않을 만큼 작고 정교한 입자들, 즉 나노의학(Nanomedicine)의 세계에서 현실로 바뀌고 있다.

나노의학은 말 그대로 인간의 몸속에서 작동하는 '의사'다.

그것은 우리가 주사로 넣거나, 안약으로 투여하거나, 혹은 혈류를 따라 순환하도록 설계된 미세한 분자 장치이며, 이 장치들은 몸속을 여행하면서 오직 병든 세포만을 찾아내고, 정확한 위치에서 약물을 방출하거나 손상된 조직을 복원하며, 때로는 진단과 치료를 동시에 수행하는 놀라운 존재들이다.

지금 이 기술은 실험실의 이론을 넘어 임상 현장의 문턱을 서서히 넘어서고 있으며, 나는 의사로서 그 진화의 과정을 눈앞에서 목격하고 있다.

인체 안의 병원을 짓다

인간의 몸을 한 채의 도시라고 생각해 보자. 혈관은 고속도로이고, 세포는 그 안의 시민이며, DNA는 도시의 설계도이다. 그리고 그 도시 어딘가에서 한 건물이 무너지기 시작하면, 인체는 곧바로 염증이라는 소방차를 출동시킨다. 하지만 그 대응은 언제나 느리고, 부정확하다. 나노의학은 바로 이 지점에서 시작된다.

눈으로는 볼 수 없을 만큼 작은 구조체들이 혈관 속을 달리며, 스스로 길을 찾고, 병든 구역을 찾아내어, 필요한 치료를 정확히 수행하는 세계. 그것은 인간의 몸속에 보이지 않는 병원을 짓는 일과도 같다. 이 나노입자들은 단순히 약물을 실어 나르는 운반체가 아니라, 스스로 환경을 감지하고 반응하는 지능형 생체 로봇으로 진화하고 있다.

예를 들어 특정한 염증 신호가 감지되면, 입자는 스스로의 외피를 녹여 약물을 방출하고, 주변의 산성도나 온도 변화를 감지하여 자신을 비활성화하거나 활성화시킨다. 이 모든 과정은 인간의 의사결정 없이, 즉각적이고 자율적으로 일어난다.

나는 이 현상을 볼 때마다, 인간이 생명을 단순히 치료하는 단계를 넘어 '프로그래밍하는 존재'로 진화하고 있음을 느낀다.

보이지 않는 의사들 - 나노 로봇의 등장

지금 세계 여러 연구소에서는 직경이 100나노미터 이하, 즉 머리카락 굵기의 1/1000에도 못 미치는 크기의 나노 로봇이 실제로 만들어지고 있다. 이 로봇들은 마치 물고기 떼처럼 혈관 속을 이동하며, AI 알고리즘으로 코딩된 경로를 따라 특정 세포를 탐색하고, DNA 수준의 이상 신호를 감지하면 멈춰서 치료를 시작한다.

그들은 약물을 뿌릴 때조차 낭비가 없다. 필요한 부위에만 최소량을 방출하고, 완료되면 스스로 분해되어 사라진다. 이것은 단순한 효율성의 문제가 아니라, 의학의 철학이 바뀌고 있다는 징후다. '치료'가 더 이상 외부에서 안으로 가는 행위가 아니라, 안에서 스스로 이루어지는 자기치유(Self-Healing)의 개념으로 바뀌고 있다는 뜻이다.

나는 수술 중 현미경을 통해 망막의 미세 혈관을 들여다볼 때마다 생각한다. 언젠가는 이 안에서 수천 개의 나노 로봇이 유영하며, 혈류의 흐름을 실시간으로 감시하고, 망막세포 하나가 산소 부족으로 스트레스를 받는 순간, 그곳으로 달려가 세포를 보호하는 시대가 올 것이라고. 그날이 오면, 의사는 수술실의 칼을 내려놓고, '분자 수준의 명령어'를 입력하는 존재로 변할 것이다.

정밀 치료의 탄생 - 맞춤형 의학의 완성

나노의학의 핵심은 정밀함이다. 모든 사람의 몸은 유사하지만 완전히 같지는 않다. 같은 약을 써도 어떤 사람은 낫고, 어떤 사람은 부작용을 겪는다. 그 차이는 단지 체질의 문제가 아니라, 세포 단위에서 유전자의 반응성과 대사 경로가 다르기 때문이다. AI와 유전자 분석이 결합하면 나노입자는 개개인의 유전 정보에 맞게 '맞춤형 코드'를 탑재하게 된다. 이 말은 곧, 같은 약을 써도 사람마다 완전히 다른 방식으로 작동하게 설계할 수 있다는 뜻이다. 그 결과 의학은 획일적인 처방의 시대에서 벗어나, 각자의 생명 언어에 맞춘 정밀 치료의 시대로 이동하고 있다.

예를 들어, 당뇨병 환자에게 투여되는 나노 캡슐은 혈당 수치가 일정 수준 이상 올라가면 자동으로 약물을 방출하고, 정상 수치로 돌아오면 즉시 작동을 멈춘다. 이것은 단순한 자동화가 아니라, 몸이 스스로 균형을 유지하는 '지능적 생명공학 시스템'의 구현이다. 나는 이 기술을 볼 때마다, 의학이 인간의 외부에서 수행되던 시대가 끝나고, 이제 몸 그 자체가 하나의 의료 시스템으로 진화하고 있음을 실감한다.

세포 내부의 나노 세계 - 인체의 새로운 프런티어

인간의 몸속에는 약 37조 개의 세포가 존재한다. 그 세포 각각은 마치 우주와도 같은 정교한 세계를 품고 있으며, 그 안에서는 수많은 화학 반응이 초당 수십억 번씩 일어나고, 단백질이 형성되고 분해되며, DNA의 언어가 쉼 없이 복제된다. 나는 그 세포 하나를 현미경으로 바라볼 때마다, 그것이 단순한 생물학적 단위가 아니라, 그 자체로 하나의 문명처럼 느껴진다. 거기에는 에너지의 흐름이 있고, 정보의 전달 체계가 있으며, 외부의 신호에 반응하는 의사결정 구조가 존재한다.

나노의학은 바로 이 세포라는 내부 문명에 진입하기 시작한 최초의 기술이며, 그 순간부터 인체는 더 이상 치료의 대상이 아니라, 협력의 대상이 되었다.

세포 내부의 세계는 놀라울 만큼 복잡하고, 동시에 섬세하게 조화되어 있다. 미토콘드리아는 세포의 발전소로서 에너지를 생산하고, 리보솜은 단백질을 조립하며, 핵 안의 DNA는 마치 도시의 중앙도서관처럼 모든 생명의 설계도를 보관한다.

나노입자가 이 내부에 들어가 작동하기 위해서는, 그 질서의 언어를 이해해야 한다. 무작정 약물을 투여하거나 세포막을 뚫고 들어간다고 해서 치료가 이루어지는 것은 아니다. 세포는 낯선 존재를 즉시 인식하고, 면역 반응을 통해 그를 제거하려 하기 때문이다. 따라서 나노의학은 단순한 공학이 아니라, 세포의 언어를 배우는 기술이기도 하다.

최근 연구자들은 세포막의 표면 단백질 구조를 모방한 나노입자를 개발하고 있다. 그들은 이 입자에 인체 친화적인 표지를 달아, 면역 시스템으로부터 공격받지 않고 자연스럽게 세포 내부로 스며들 수 있도록 설계한다.

나는 이 과정을 볼 때마다, 인간이 얼마나 겸손하게 생명의 질서 속으로 들어가고 있는지를 느낀다. 우리는 과거처럼 몸을 정복하려 하지 않는다. 대신 세포의 세계에 조용히 들어가, 그들과 대화하며, 스스로 회복할 수 있도록 돕는다. 이것이 바로 나노의학이 추구하는 진정한 치료의 방향이며, 나는 그 속에서 의학이 '생명과의 협약'으로 바뀌고 있음을 본다.

나노입자가 세포 안으로 들어가면, 마치 작은 의사가 된 듯 정밀한 행동을 시작한다. 어떤 입자는 손상된 DNA의 복제 과정을 추적하며 오류를 수정하고, 또 다른 입자는 미토콘드리아의 기능 이상을 감지해 에너지 대사를 정상화한다. 그들은 세포 내부의 '현장 의사'이자 '엔지니어'이며, 수술 없이도 수술을 수행한다. 나는 이 기술의 가능성을 생각할 때마다, 앞으로의 치료가 얼마나 조용하고, 얼마나 정교하며, 얼마나 인간적인 방식으로 변모할지를 상상하게 된다.

이제 의학은 세포의 문을 두드리고 있다. 그 문 안에는 인간의 근본이 있으며, 그곳을 이해한다는 것은 곧 인간 자신을 다시 설계한다는 의미이기도 하다. 우리는 세포 속으로 들어가 병을 고치지만, 동시에 그 속에서 '생명이라는 시스템'의 경이로움을 배운다. 나는 그 배움의 순간이야말로 의학이 과학을 넘어 예술로, 그리고 철학으로 확장되는 지점이라고 믿는다.

눈을 위한 나노의학 - 망막과 각막의 복원 혁명

나는 종종 현미경 아래의 눈을 바라보며, 인간이 가진 장기 중 가장 신비로운 구조가 이토록 작은 공간 안에 담겨 있다는 사실에 놀라곤 한다. 눈은 마치 정교한 광학 기계이면서도 동시에 살아 있는 신경 기관이고, 그 속의 망막은 세포와 신경이 한 겹의 얇은 막 위에 정교하게 배열된, 생명공학의 극치라 할 만한 구조물이다.

그러나 그 완벽함은 동시에 취약함을 의미하기도 한다. 수백만 개의 시세포가 어느 한순간 산소나 혈류의 공급을 잃으면, 그 세포들은 돌이킬 수 없이 죽어 버리고, 그 결과 인간은 시야의 일부를 영원히 잃는다. 나는 수술실에서 그런 순간을 수없이 보아 왔고, 그때마다 '이렇게 정교한 구조를 과연 다시 복원할 수 있을까' 하는 절망에 가까운 질문을 스스로에게 던져 왔다. 그런데 지금, 나노의학은 그 질문에 천천히, 그러나 명확한 대답을 내놓기 시작했다.

과거의 재생의학이 세포를 배양하고 이식하는 방식으로 손상된 부위를 복원하려 했다면, 나노의학은 한 단계 더 깊이 들어가 세포 내부에서 직접 회복 과정을 유도한다. 즉, 손상된 시세포 하나하나에 나노입자가 도달해, 그 안의 유전 신호를 다시 켜고, 단백질 합성을 정상화하며, 미세한 전위차를 회복시킨다. 이것은 마치 죽은 별이 다시 빛을 내기 시작하는 것처럼 조용하고 섬세한 복원의 장면이며, 나는 그 원리를 이해할수록 경외심을 느낀다. 특히 망막색소상피(RPE) 세포는 시세포를 보호하고 영양을 공급하는 중요한 역할을 하지만, 나이가 들거나 유전적 요인으로 기능이 저하되면 시세포 자체가 퇴화하게 된다.

현재 연구 중인 나노입자 치료제는 이 RPE 세포의 미토콘드리아 대사를 활성화시켜, 에너지 생산을 회복시키고 산화 스트레스를 줄이는 방식으로 손상된 조직을 되살린다. 나노입자는 세포 내로 들어가 정확히 필요한 위치에서만 약물을 방출하도록 설계되어 있으며, 그 과정에서 주변의 정상세포를 건드리지 않는다. 나는 이 기술을 떠올릴 때마다, "정밀함이란 결국 생명에 대한 존중의 표현"이라는 생각이 든다. 왜냐하면 그것은 무언가를 고치기 위해 전체를 파괴하지 않고, 오직 필요한 부분에만 조용히 손을 대는 기술이기 때문이다.

또한 각막 치료에서도 나노의학의 응용은 점점 더 실용화되고 있다. 각막은 우리 눈의 가장 바깥층이자 빛이 들어오는 첫 관문이지만, 손상되면 흉터 조직이 형성되어 빛의 통과가 방해받는다. 기존의 치료는 이식이나 절제에 의존했지만, 이제는 나노입자를 이용해 손상된 각막 세포의 재생을 촉진하는 방법이 개발되고 있다.

나노입자는 성장인자나 줄기세포 유래 단백질을 세포 내부로 전달하고, 손상된 조직이 스스로 재생할 수 있도록 신호를 보낸다. 나는 언젠가 이런 기술이 임상에 널리 도입되면, 더 이상 "각막이식 대기자

명단"이라는 단어가 필요 없는 시대가 올 것이라 확신한다. 나노의학의 매혹적인 점은 그 모든 과정이 보이지 않는 세계에서 일어난다는 것이다. 의사가 수술실에서 환자의 눈을 들여다볼 때, 실제로는 수백만 개의 나노입자들이 혈류를 따라 이동하고, 손상된 조직에 도달해 보이지 않는 수술을 수행하고 있을지도 모른다. 그 장면을 상상해 보면, 마치 현미경 속에서 또 하나의 수술이 펼쳐지는 듯한 경이로움을 느끼게 된다.

눈이라는 장기는 그 어떤 조직보다 투명하고 섬세하기 때문에, 나노입자들이 작동하는 모습을 직접 시각화하기 어렵지만, 그 투명함 속에서 이루어지는 복원의 드라마는 오히려 더 신비롭고, 더 조용한 아름다움을 지닌다.

한때 나는 "망막은 한 번 손상되면 끝이다"라고 배웠다. 그러나 지금은 그 문장이 완전히 틀렸다고 말할 수 있다. 유전자 편집 기술과 나노의학이 결합하면서, 손상된 망막이 스스로 복구되는 사례가 점점 늘어나고 있고, 일부 실험에서는 완전히 시력을 회복한 동물 모델이 보고되고 있다. 이제 '시각의 복원'은 기적이 아니라 기술의 문제로 바뀌고 있으며, 그 기술은 점점 인간의 감각과 융합되어 가고 있다. 나는 그 변화의 속도를 느낄 때마다, 의학이 결국 생명의 언어를 배워 가는 과정이라는 생각이 든다.

미래의 안과는 현미경이 아니라, 분자 단위의 조율기를 다루는 공간이 될 것이다. 의사는 더 이상 손으로 절개하지 않고, 세포와 대화하며, 나노 단위의 명령어를 통해 손상된 조직에 회복의 신호를 보낼 것이다. 그때의 진료실은 지금보다 훨씬 조용할 것이고, 환자는 수술대 위가 아니라, 분자 수준의 치료가 이루어지는 '내면의 수술실' 속에서 회복을 맞이하게 될 것이다. 그 순간, 의학은 외부의 기술이 아니라, 인간 내부의 언어로 다시 태어날 것이다.

AI와 나노의 융합 – 살아 있는 치료 알고리즘

어느 날 나는 연구실에서 최신 논문을 읽다가 문득, 의학이 점점 생명과 기술의 경계를 흐리게 만들고 있다는 사실을 깨달았다. 거기에는 더 이상 의사와 기계, 혹은 치료자와 도구의 구분이 존재하지 않았다. AI가 설계한 알고리즘이 나노입자의 이동 경로를 계산하고, 그 입자들이 실제 인체 내부를 순환하며 데이터를 수집하고, 그 데이터가 다시 AI의 신경망으로 피드백되어 치료 전략을 실시간으로 수정하는 과정—그것은 마치 하나의 거대한 생명 시스템이 깨어나는 듯한 장면이었다. 나는 그 문장을 읽으며, 의학이 드디어 '생각하는 기술'을 갖게 되었다는 사실을 실감했다.

AI와 나노의 결합은 단순한 효율의 문제가 아니다. 이제 AI는 나노입자의 움직임을 '지휘'하는 존재가 되었고, 그 지휘 아래에서 나노입자들은 마치 미세한 오케스트라처럼 정밀하게 연주를 시작한다. AI는 혈류 속의 속도, 점도, 산소 농도, 세포의 전위차 등 수천 개의 변수를 동시에 계산하며, 그 안에서 약물이 가장 효과적으로 작동할 수 있는 지점을 찾아낸다.

그리고 그 정보는 즉시 나노입자들에게 전달되어, 입자들은 각자의 '지시'를 실행한다. 그 모든 과정이 눈 깜빡이는 시간 안에 일어나고, 의사는 그 과정을 단지 관찰하거나, 혹은 아주 미세하게 조정할 뿐이다.

나는 그 모습을 상상하며, 미래의 의사가 더 이상 수술 도구를 들지 않고, 알고리즘과 대화를 나누며 진료를 수행하는 존재가 될 것임을 느낀다. 이 시스템의 가장 놀라운 점은, 그 자체로 자기학습(Self-Learning) 구조를 가진다는 것이다. 나노입자들은 인체 내부에서 움직이며 수집한 데이터를 다시 AI에게 전송하고, AI는 그 피드백을 통해 치료 전략을 업데이트한다. 마치 살아 있는 생명체가 환경에 적응하듯, 인공지능 역시 환자의 몸속 변화에 따라 스스로의 알고리즘을 진화시키는 것이다. 이것은 단순히 데이터 분석의 단계가 아니라, 생명과학이 자기인식(Self-Awareness)의 영역으로 들어서는 장면이다.

나는 이 개념을 처음 접했을 때, 묘한 감정을 느꼈다. 인간의 몸속에서 기계가 학습하고, 그 기계의 판단이 인간의 생명을 지탱한다는 사실이 경이로우면서도, 어딘가 두려웠다. AI가 나노입자를 통제한다는 말은 단순한 비유가 아니다. 예컨대 혈관 속을 순환하는 10억 개의 입자가 각기 다른 신호를 감지하며 실시간으로 데이터를 전송하고, AI는 그 데이터를 분석해 '어떤 세포에 언제 약물을 방출해야 하는가'를 계산한다. 이 과정에서 AI는 과거의 치료 사례, 환자의 유전자형, 현재의 생리 지표를 종합적으로 비교하여, 단 하나의 최적의 결정을 내린다. 이 결정은 인간의 직관보다 빠르고, 오차는 수천 배 더 적다.

그러나 그 완벽함 속에는 한 가지 결핍이 있다. 그것은 '의미'라는 감각이다. AI는 결과를 계산하지만, 그 결과가 어떤 인간의 삶을 구하는 일인지는 느끼지 못한다. 그래서 나는 이 완벽한 시스템이 결국 인간의 따뜻한 시선을 필요로 한다는 사실을 잊지 않으려 한다. AI와 나노의 융합은, 인간이 의학의 언어를 다시 쓰기 시작한 사건이다. 우리는 더 이상 병을 '치료'하는 존재가 아니라, 생명과 협력하여 그 균형을 회복시키는 존재가 되었다.

AI는 나노입자들에게 단순한 명령을 내리지 않는다. 그는 몸의 리듬을 듣고, 세포의 반응을 학습하며, 스스로를 미세하게 조정한다. 그 과정은 마치 생명이 스스로를 재설계하는 과정처럼 느껴진다. 나는 그것을 볼 때마다, 기술이 단순히 인간의 손을 돕는 도구가 아니라, 인간의 생명 그 자체에 닿아가고 있음을 느낀다.

미래의 병원은 아마 지금과 전혀 다른 풍경일 것이다. 의사는 환자의 몸속을 열지 않고, 그 대신 나노-알고리즘 네트워크를 모니터링하며, 세포 단위의 데이터를 관찰하게 될 것이다. 환자의 혈류 속을 떠도는 나노입자들이 보내오는 실시간 정보는 AI의 신경망을 통해 분석되고, 그 결과는 즉시 치료 명령으로 되돌아간다. 의사는 그 결과를 해석하고, 필요하다면 인간적인 판단—즉 환자의 감정, 삶의 의지, 사회적 맥락을 고려한 결정을 내린다. 그때의 의사는 기술의 사용자가 아니라, 생명과 기술 사이의 통역자가 될 것이다.

나는 종종 그런 세상을 상상한다. 수술실의 모니터에는 눈에 보이지 않는 미세한 입자들의 움직임이 데이터의 흐름으로 표시되고, AI는 그 움직임을 음악처럼 분석하며, 나는 그 리듬을 해석해 치료의 타이밍을 맞춘다. 그 순간 인간과 기계, 의사와 알고리즘, 생명과 기술이 모두 하나의 조화로운 리듬으로 이어지는 듯한 감각이 찾아온다. 그 리듬은 숫자도, 명령어도 아니다. 그것은 살아 있는 생명과 기술이 서로를 이해하려는 하모니이며, 나는 그 소리를 '미래의 심박'이라고 부른다.

AI와 나노의 결합은 결국 인간이 기술을 통해 자신을 되돌아보는 과정이다. 우리는 이제 알고리즘을 가르치지만, 그 알고리즘 또한 우리에게 생명의 질서를 가르쳐 준다. AI가 세포의 리듬을 해석할수록, 우리는 오히려 인간이 얼마나 정교하게 설계된 존재인지를 새삼 깨닫는다. 이것이야말로 기술의 역설이며, 동시에 그 아름다움이다—기계가 인간을 닮아갈수록, 인간은 다시 자신을 이해하게 된다.

생명윤리와 인간의 경계 - 우리가 신의 손에 닿을 때

나는 때때로 연구실의 고요한 불빛 아래에서, 현미경 속을 유영하는 나노입자들의 미세한 움직임을 바라보며 묘한 두려움을 느낀다. 그것은 기술의 가능성에 대한 경이로움이면서도 동시에, 인간이 어디까지 생명의 경계를 침범할 수 있는가에 대한 본능적인 경계심이기도 하다.

우리가 이제 세포의 내부 구조를 이해하고, DNA의 문법을 수정하며, 나노 수준에서 생명을 다시 설계할 수 있게 되었다는 사실은 놀라운 진보이지만, 그 진보는 필연적으로 새로운 윤리의 질문을 동반한다. "만약 우리가 생명을 고칠 수 있다면, 어디까지 고쳐야 하는가?" 나는 이 질문 앞에서 늘 오랜 침묵에 빠지곤 한다. 유전자를 편집하고, 세포를 재생시키며, 나노입자를 통해 질병의 경로를 바꾸는 일은 분명 인류의 고통을 덜어 주는 숭고한 시도이지만, 동시에 그것은 인간이 신의 손에 닿는 행위이기도 하다. 그 손끝이 아직 사랑의 의도에 머문다면 의학이지만, 만약 그 손이 효율과 완벽을 추구하며 인간의 본질을 재단하기 시작한다면, 그것은 더 이상 치료가 아니라 조작(Manipulation)이 될지도 모른다.

AI가 생명을 설계하고, 나노입자가 세포를 재구성하며, 인간의 육체가 점점 인공적 시스템으로 변해 갈수록, 나는 이 모든 기술이 과연 어디까지가 '도움'이고 어디서부터가 '개입'인지를 구분하기 점점 어려워진다. 의학의 목적은 생명을 연장하는 데 있지 않다. 그 본질은 삶의 질을 이해하고 존중하는 일에 있다. 그러나 기술이 지나치게 정밀해지고, 질병이 통제 가능한 프로그램으로 변할수록, 우리는 자칫 생명을 '변수의 집합'으로 인식할 위험에 처하게 된다. 그 순간 의학은 따뜻한 손에서 벗어나 차가운 계산으로 바뀌고, 환자는 고통받는 인간이 아니라 하나의 데이터 포인트로 축소될 수 있다. 나는 그 가능성을 경계하며, 기술이 아무리 완벽해져도 의학이 반드시 인간의 불완전함을 품은 채 존재해야 한다고 믿는다. 기술이 발전할수록, 윤리는 더 깊은 사유를 요구한다.

예컨대 나노입자가 뇌의 신경망을 복원하고, 손상된 기억을 되살리는 시대가 온다면, 우리는 그 기억이 '진짜 나의 것' 인지, 아니면 기술이 만들어 낸 모사인지 구분할 수 있을까? 또한 유전자가위로 인간의 시각 능력을 강화하고, 어둠 속에서도 사물을 볼 수 있는 눈을 설계할 수 있다면, 그것은 치료인가, 아니면 인간을 다시 설계하는 행위인가? 이러한 질문들은 단지 학문적 논의가 아니라, 인간이 자신을 어디까지 바꿀 수 있는가에 대한 실존적 질문이다.

나는 의사로서, 그리고 인간으로서 기술의 한가운데에 서 있으면서 느낀다. 기술은 결코 중립적이지 않다는 것을. AI도, 나노입자도, 결국 인간의 의도에 따라 선이 될 수도 있고 악이 될 수도 있다. 따라서 진정한 의학의 미래는 기술의 발전 속도가 아니라, 그것을 다루는 의식의 깊이에 달려 있다.

우리가 생명을 설계할 수 있는 시대일수록, 생명의 경이로움을 다시 배워야 하며, 인간이 가진 한계를 인정하는 겸손함이 필요하다. 그 겸손이 사라진 순간, 의학은 신의 자리를 넘보는 오만으로 변하고, 생명은 단순한 실험의 결과물로 전락할 것이다. 그래서 나는 나노의학을 이야기할 때마다, 동시에 윤리를 이야기하려 한다. 기술이 인간을 구원하는 시대를 만들기 위해서는, 그 기술이 인간의 존엄을 침해하지 않도록 지켜보는 철학이 함께해야 한다. 그 철학은 법률이나 제도의 형태가 아니라, 의사 한 사람, 연구자 한 사람의 마음속에서 시작된다. 환자의 눈을 들여다보며, "이 눈은 단순한 시각기관이 아니라 한 사람의 세계다"라는 인식을 잃지 않는 순간—그때 비로소 기술은 생명을 구하는 도구가 되고, 의학은 인간을 지키는 언어가 된다.

미래의 안과 - 분자 수준의 수술실

나는 종종 상상한다. 미래의 수술실은 지금처럼 강한 조명과 금속성의 소리로 가득 찬 공간이 아니라, 거의 무음에 가까운 정적 속에서 이루어지는 장면일 것이라고. 그곳에서 의사는 손으로 메스를 잡지 않고, 빛과 분자 단위의 신호를 다루는 존재로 변해 있을 것이다. 환자의 눈은 더 이상 절개되지 않으며, 수술은 혈류 속의 나노입자들이 세포 하나하나에 도달해 신호를 주고받는 방식으로 진행된다. 모니터에는 육안으로 볼 수 없는 미세한 데이터의 흐름이 부드러운 곡선처럼 떠오르고, 의사는 그 리듬을 해석하며, 마치 지휘자가 오케스트라를 다루듯 생명의 조화를 조율한다.

그때의 수술은 '행위'가 아니라 '대화'에 가까울 것이다. 의사는 눈의 각막, 수정체, 망막과 대화를 나누듯 데이터를 읽고, 세포의 미세한 반응을 감지하며, 그 신호의 의미를 해석한다. AI는 그 모든 과정을 분석하여, 수천 개의 변수 중 가장 안정적인 치료 경로를 제시하고, 나노입자는 그 명령을 수행하며 스스로 움직인다.

나는 그런 수술실을 상상할 때마다, 의학이 점점 '감각의 과학'에서

'의식의 과학'으로 나아가고 있음을 느낀다. 의사는 더 이상 손의 기술자가 아니라, 생명과 대화하는 언어학자에 가까워질 것이다. 이 미래의 안과에서는 환자의 눈이 단순히 치료의 대상이 아니라, 데이터의 중심이 된다. 안저 촬영, OCT, 각막 지형 분석 등 모든 영상이 실시간으로 AI와 연결되어, 환자의 세포 단위 정보를 3D로 재현하고, 그 데이터는 즉시 디지털 트윈(디지털 복제체)으로 변환된다. 의사는 그 가상 눈 속에서 수천 번의 시뮬레이션을 수행한 뒤, 가장 안전한 치료 코드를 선택한다. 이 모든 과정은 단 몇 초 만에 이루어지고, 환자는 치료가 끝난 뒤에도 나노입자들이 몸속에서 지속적으로 상태를 모니터링하며 회복을 관리한다. 즉, 치료가 끝난 뒤에도 의료는 계속된다.

이 새로운 수술실의 가장 놀라운 특징은, 의사의 '손'이 점점 사라진다는 점이다. 그러나 그것은 의학의 몰락이 아니라, 의학의 진화다. 손의 움직임이 기계로 대체되더라도, 그 기계를 조율하는 감각은 여전히 인간에게 남는다. 의사의 눈빛, 목소리, 결정의 순간에 깃든 감정의 떨림. 그것은 어떤 AI도 모방할 수 없는 인간의 고유한 언어다. 따라서 미래의 안과는 기술의 공간이 아니라, 인간과 기술이 공존하는 공감의 무대가 될 것이다.

나는 그날의 병원을 상상한다. 벽면은 하얀 빛 대신 따뜻한 빛으로 물들어 있고, 기계의 소음 대신 AI의 조용한 음성이 흐르며, 수술대는 거대한 기계가 아니라 작은 데이터의 파동으로 구성된 하나의 유기체처럼 맥동하고 있다. 의사는 환자의 데이터를 읽는 동시에 그의 마음을 읽고, 환자는 치료를 받으면서도 자신의 몸이 기술과 함께 치유되는 과정을 직접 느낀다. 그날의 의료는 병을 고치는 것이 아니라, 생명과 기술, 인간과 기계가 서로를 이해하는 공명(Resonance)의 순간으로 완성될 것이다.

의학은 이제 몸속에서 생각한다

나는 오랫동안 의학을 '치료의 기술'이라 생각해 왔다. 그러나 지금의 나는, 그것이 단지 병을 고치는 행위가 아니라 인간이라는 존재가 스스로의 내부를 이해하려는 긴 여정이라는 사실을 깨닫는다. 의학은 점점 작아지고, 정밀해지고, 조용해졌다. 메스와 바늘, 절개와 봉합의 시대가 지나가자, 이제 의학은 빛과 데이터, 그리고 분자와 알고리즘의 언어로 말하기 시작했다. 이제 치료는 몸 밖에서 이루어지는 사건이 아니라, 몸속에서 스스로 일어나는 '생명의 사유'가 되어 가고 있다. 나노입자는 더 이상 단순한 약물의 운반체가 아니다. 그것은 생명 속으로 들어간 지능이며, 스스로 판단하고 반응하며 학습하는 작은 의사다. AI는 더 이상 외부의 분석가가 아니라, 인체의 리듬과 호흡을 이해하는 두 번째 두뇌가 되어 가고 있다. 그리고 이 두 존재—나노입자와 AI—가 결합하는 순간, 의학은 더 이상 '인간이 생명을 다루는 기술'이 아니라, '생명이 스스로를 이해하는 체계'로 변한다. 나는 이 변화를 바라보며, 의학이 기술의 종착점이 아니라 철학의 귀환점이라는 생각을 자주 하게 된다.

미래의 의료는 아마 지금보다 훨씬 덜 화려할 것이다. 기계의 소리도, 수술의 긴장도 사라지고, 남는 것은 오직 고요한 대화와 데이터의 흐름뿐이다. 그러나 그 고요 속에는 엄청난 정보가 오가고, 세포 단위의 의사결정이 이어지고, 인간의 몸은 마치 생각하는 존재처럼 스스로 균형을 맞춘다. 그것은 의학이 외부의 지능에서 내부의 지성으로, 치료의 도구에서 생명의 언어로 바뀌는 순간이다.

나는 언젠가, 한 환자가 치료 후 조용히 말했다. "이제는 내 몸이 스스로 낫는 느낌이에요." 그 말을 들었을 때 나는 그가 단순히 회복의 과정을 설명한 것이 아니라, 의학의 본질을 한 문장으로 요약했다고 느꼈다. 의학은 결국, 몸이 다시 스스로를 이해하도록 돕는 일이다. 그것이 약이든, 나노입자이든, AI이든, 그 모든 기술의 목적은 단 하나—인간이 다시 '자기 자신으로 돌아가게' 하는 것이다.

나는 종종 이런 생각을 한다. 언젠가는 의사가 환자의 몸을 열지 않아도, AI가 이미 몸속의 데이터를 읽고, 나노입자가 그 데이터를 해석하며, 세포 하나하나가 스스로의 상태를 진단하고 치료하는 시대가 올 것이다. 그 시대의 의사는 더 이상 몸을 다루는 기술자가 아니라, 생명이라는 거대한 네트워크를 이해하고 통역하는 철학자에 가까울 것이다. 그는 병을 고치는 사람이 아니라, 인간이 스스로의 질서를 회복하도록 안내하는 사유의 동반자가 될 것이다. 의학이 이렇게 진화할수록, 나는 오히려 '인간다움'이 더 중요해질 것이라 믿는다. 왜냐하면 기술이 완벽해질수록, 그 기술을 사용하는 인간의 마음이 어디를 향하느냐가 더욱 결정적이기 때문이다.

AI가 아무리 빠르고 정확해도, 환자의 눈을 마주 보는 순간의 침묵과 공감은 오직 인간에게만 가능하다. 그 순간이야말로 의학이 다시 인간으로 돌아오는 길이며, 그 따뜻한 침묵이 의학의 마지막 남은 신성함일지도 모른다.

이제 의학은 몸속에서 생각한다. 그 생각은 세포의 미세한 전위 변화로, 혹은 나노입자의 미묘한 움직임으로, 또는 AI가 해석한 생명 신호로 표현된다. 그러나 그 모든 계산과 진동의 중심에는 언제나 인간이 있다. 기술이 아무리 정교해져도, 의학의 목적은 여전히 '사람을 이해하는 일'이기 때문이다. 의학의 미래는 기계가 인간을 대체하는 시대가 아니라, 기계가 인간의 내부로 들어와 함께 살아가는 시대이다. 그 안에서 생명은 더 이상 외부의 도움을 기다리지 않고, 스스로 회복하고, 스스로 생각하며, 스스로 진화하는 존재로 거듭난다. 그리고 그 변화의 끝에서, 나는 다시 이 단순한 문장으로 돌아온다.

의학은 기술이 아니라, 생명이 스스로를 이해해 가는 과정이다.

제7장

스마트렌즈와 인공수정체의 진화

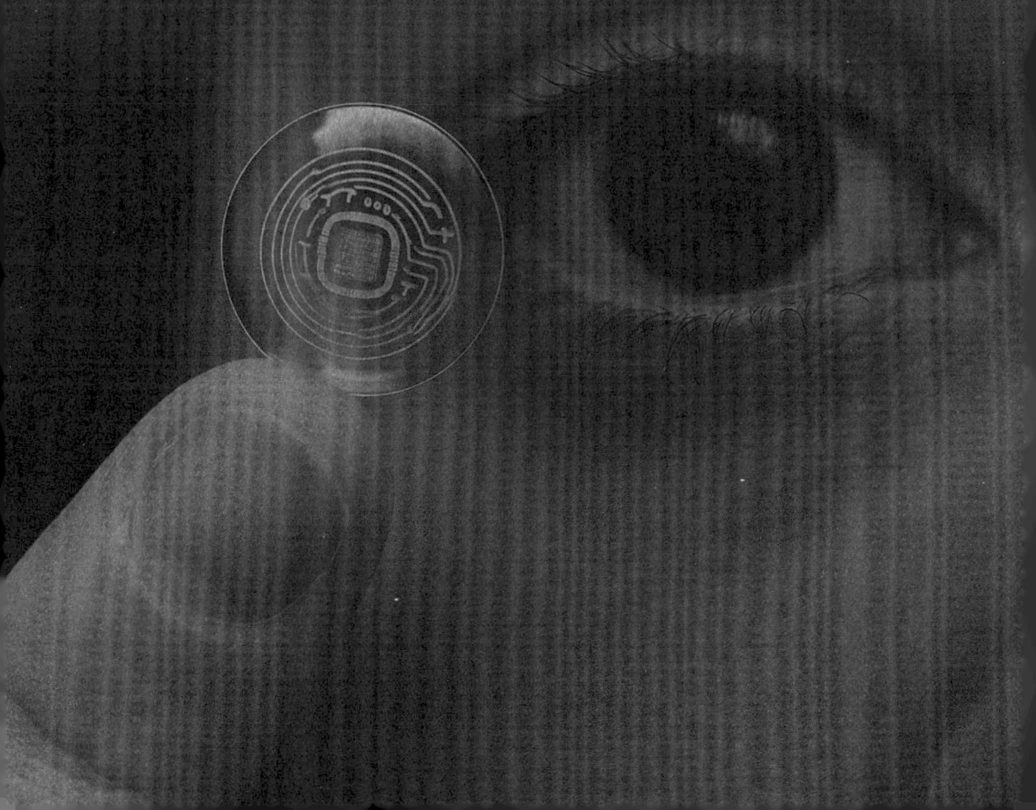

The Evolution of Smart Lenses - 눈 안의 컴퓨터

인간이 처음 렌즈를 눈에 넣었던 순간, 의학은 단순한 교정의 시대를 넘어 '기계와 생체의 결합'이라는 새로운 문을 열었다. 그 시작은 백내장 수술에서 삽입된 작은 인공수정체였다. 시력을 되돌리기 위한 투명한 디스크였던 그 조그만 구조물은, 오늘날 '눈 안의 컴퓨터'로 진화하고 있다. 빛을 단순히 굴절시키던 시대가 지나고, 이제 렌즈는 데이터를 해석하고, 시야를 조정하며, 생체 신호를 스스로 분석하는 지능형 장치가 되었다.

인공수정체의 탄생 - 빛을 되돌려준 첫 기계

20세기 중반, 백내장은 노화의 상징이었다. 사람들은 시력을 잃고, 세상을 안개 속에서 바라보았다. 그때 한 안과의사가 플라스틱 조각을 눈 속에 삽입하는 실험을 시도했다. 많은 사람들이 그것을 '광기의 발상'이라 불렀지만, 그 한 걸음이 바로 인공수정체(Intraocular Lens, IOL)의 시작이었다. 그 후로 수십 년 동안, 인공수정체는 수천만 명의 시력을 되돌려주었다. 그리고 그 단순한 구조물은 점점 더 정교해졌다. 단순한 굴절 보정에서 초점 조절, 난시 교정, 그리고 빛의 파장 선택까지. 렌즈는 더 이상 수동적인 광학 부품이 아니었다. 그것은 '빛을 해석하는 인공장기'로 성장했다.

조절하는 렌즈 - 인간 눈의 복제와 확장

인공수정체는 처음에는 고정된 단초점을 가졌지만, 이제는 다초점으로 진화했다. 이른바 '다초점 인공수정체(Multifocal IOL)'는 한 곳의 거리에 초점을 맞추는 것에서 발전하여 다양한 거리에서 사물이 선명하게 우리 눈에 초점이 맺히도록 할 수 있다. 이 기술은 단순히 '잘 보이게 하는 것'을 넘어, '눈의 생리적 기능'을 복제하는 시도로 이어지고 있다. 앞으로 도입될 AI 기반의 광학 조정 시스템은 눈의 피로도, 주변 조도의 변화, 사용자의 생활 패턴을 분석해 가장 편안한 빛의 굴절 상태를 자동으로 유지할 것이다. 이제 사람의 눈은 스스로를 최적화하는 하나의 '지능형 생체 시스템'이 되어가고 있다.

ICL – 수정체를 보존한 채 완벽한 시력을 설계하다

ICL(Implantable Collamer Lens)은 인공수정체의 또 다른 진화형이다. 백내장 수술처럼 수정체를 제거하지 않고, 그 앞에 '보조 렌즈'를 삽입하여 시력을 교정하는 방식이다. 이 방법은 눈의 원래 구조를 유지하면서도, 고도근시나 난시를 정밀하게 교정할 수 있는 장점이 있다. ICL의 재질은 생체친화적이며, 눈 속에서 자연스럽게 투명도를 유지한다. 이 렌즈는 삽입 후에도 안정적으로 자리를 잡으며, 심지어 빛의 투과율과 색온도까지 조절할 수 있는 형태로 발전하고 있다. ICL은 '자연과 기계의 공존'을 상징하는 기술이다. 자연의 수정체 위에 인공 구조물이 덧입혀질 때, 그 순간 인간의 시각은 이미 생물학의 경계를 넘어선다.

스마트렌즈의 시대 - 눈이 정보를 읽기 시작하다

스마트렌즈는 단순한 광학기기가 아니다. 그것은 눈과 뇌, 그리고 외부 세계를 연결하는 새로운 인터페이스다. 렌즈 속에는 미세한 회로, 초소형 배터리, 그리고 데이터를 분석하는 나노센서가 들어 있다. 이들은 눈물 속의 포도당 농도, 체온, 혈압, 안압 등을 실시간으로 감지하고 그 정보를 무선으로 스마트폰이나 의료 서버로 전송한다. 즉, 스마트렌즈는 '보는 기계'이자 '측정하는 장기'다. 사람은 더 이상 병이 생긴 뒤 병원을 찾지 않는다. 눈 속의 렌즈가 매 순간 몸의 변화를 기록하고, AI는 그 데이터를 분석해 질병의 징후를 예측한다. 의학은 이제 눈을 통해 몸 전체를 모니터링하는 '바이오센서 시대'로 진입했다.

바이오센서 렌즈 - 눈이 몸을 진단하는 시대

스마트렌즈는 이미 당뇨병, 녹내장, 심혈관질환의 조기 진단에 활용되고 있다. 예를 들어, 구글이 개발한 '당분 감지 렌즈'는 눈물 속 포도당 농도를 측정해 환자의 혈당 변화를 실시간으로 알려 준다. 또한, 한국과 일본에서는 안압 변화를 감지하는 센서가 내장된 스마트 콘택트렌즈가 임상시험 중이다. 이 렌즈는 1초마다 안압 데이터를 수집하고, AI는 그 변화를 분석해 녹내장의 진행 위험을 예측한다.

환자는 더 이상 정기 검사를 기다리지 않는다. 렌즈 자체가 '24시간 작동하는 검사실'이 되기 때문이다. 이제 렌즈는 단순한 시력 교정 장치가 아니라, '몸속의 데이터 센서'이자 '의료 플랫폼'이다. 사람의 눈은 카메라처럼 세상을 보는 동시에, 자신의 생체 정보를 끊임없이 기록하고 보고한다. 그 정보는 클라우드로 전송되고, AI가 그것을 분석해 건강 리포트를 생성한다. 이제 눈은 단순히 세상을 인식하는 기관이 아니라, 자기 자신을 인식하는 기관이 되었다.

맞춤형 시력 설계 - 개인화된 빛의 시대

스마트렌즈가 더 정교해지면서, 이제 각 개인의 눈은 '자신만의 시각 알고리즘'을 가지게 된다. 어떤 사람은 더 밝은 빛을, 어떤 사람은 더 따뜻한 색을 선호한다. AI는 사용자의 취향과 시각 피로 패턴을 학습해 하루 중 시간대별로 최적의 색온도와 밝기를 조정한다. 즉, '빛의 경험' 자체가 개인화되는 것이다. 이것은 단순한 편의의 문제가 아니라, 인간의 인지와 감정에 직접적인 영향을 미친다. 따뜻한 색의 빛은 안정감을 주고, 차가운 색의 빛은 집중력을 높인다. 스마트렌즈는 이런 심리적 반응까지 제어하며 '시각 감정 엔진(Visual Emotion Engine)'으로 진화하고 있다.

눈 안의 컴퓨터 - 의학과 전자공학의 융합

"눈 안에 컴퓨터가 있다." 이 말은 이제 비유가 아니라 사실이다. 스마트렌즈는 초소형 프로세서와 무선 통신칩, 광센서, 전원 시스템을 내장한 완전한 컴퓨터다. 렌즈는 눈의 움직임을 추적하고, AI는 그 데이터를 실시간으로 연산한다. 시선이 머무는 곳, 눈동자의 반응, 홍채의 미세한 수축. 그 모든 것이 알고리즘의 입력값이 된다. 즉, 인간의 시선 자체가 '명령어'가 되는 시대다. 눈의 깜빡임은 클릭이 되고, 시선의 이동은 스크롤이 된다. 이제 사람은 손이 아닌 눈으로 세상을 조작한다. 눈은 단순한 감각기관을 넘어, '사고(思考)의 인터페이스'가 되어가고 있다.

이제 눈은 더 이상 신체의 일부가 아니다. 그것은 인간과 기술이 만나는 가장 민감한 경계이자, 의학이 인간의 의식을 직접 연결하는 통로다. 스마트렌즈와 인공수정체의 진화는 단지 시력을 복원하는 과정이 아니라, '인간의 경험'을 다시 설계하는 여정이다. 눈 속의 작은 장치가 인간의 삶 전체를 바꿔 가고 있는 지금, 우리는 묻게 된다. "보는 일의 주체는 여전히 인간인가, 아니면 이미 기술인가?"

인공지능과 렌즈의 융합 - 눈이 뇌의 확장이 되는 시대

AI 기술이 고도화되면, 스마트렌즈는 단순히 데이터를 수집하는 도구가 아니라 인간의 사고와 인공지능을 연결하는 '감각형 인터페이스(Sensory Interface)'로 진화하게 된다. 눈은 더 이상 외부 세계를 보는 창이 아니라, AI와 소통하는 포털(Portal)이 된다.

시선의 움직임과 홍채의 반응, 눈동자의 미세한 진동은 AI가 해석 가능한 언어로 변환되어, 사람의 생각이 곧 명령이 되는 새로운 커뮤니케이션 방식이 만들어진다. 예를 들어, 사용자가 특정 대상에 시선을 멈추는 순간, AI는 그것을 '관심의 신호'로 인식하고 즉시 관련 정보를 뇌의 시각 영역(Visual Cortex)에 맞춰 증강한다. 이때 눈 속 렌즈는 단순한 디스플레이가 아니라, 정보의 흐름을 '뇌가 자연스럽게 받아들일 수 있는 형식'으로 조정한다. 즉, 인간의 시각 시스템이 하나의 지능적 API(Application Programming Interface)로 작동하게 되는 것이다.

그렇다면 미래의 사람은 화면을 바라보지 않아도 된다. 눈동자의 방향이 곧 명령어가 되고, 시선의 초점이 데이터의 출처를 결정하며, AI는 인간의 의도를 예측해 필요한 정보를 즉시 띄운다. 회의실에서 발표를 듣는 의사가 환자의 이름을 떠올리는 순간, 그의 눈에는 그 환자의 진료 데이터가 AR 형태로 나타날 것이다. 더 이상 손으로 검색하거나, 음성으로 명령하지 않아도 된다. '의식이 시선을 통해 연결되는' 새로운 인간-AI 협력 구조가 완성되는 것이다.

스마트렌즈는 이때 단순한 입출력 장치가 아니다. 그것은 'AI의 감각기관'이자 동시에 '인간의 기억 확장장치'다. 렌즈는 AI의 분석 결과를 시각화해 사용자에게 보여 주고, 사용자의 반응을 다시 AI에 피드백함으로써 끊임없이 개인의 시각 습관과 사고 패턴을 학습한다. 결국 AI는 그 사람의 시각적 세계관을 이해하고, 그에 맞춰 정보의 밀도와 색감, 심지어 감정적 톤까지 조정하게 된다. 이것은 단순히 인간이 AI를 사용하는 것이 아니라, AI가 인간의 '시각적 감정'을 함께 느끼는 단계로의 진화다.

이 기술이 완성되면, 인간의 눈은 뇌의 일부이자 AI의 일부가 된다. 시각적 자극은 즉시 분석되어 AI의 언어 모델과 연결되고, AI는 그 분석 결과를 '빛의 형태로' 되돌려준다. 그 빛은 단순한 시각 정보가 아니라, AI가 해석한 세상의 '지능적 요약'이다. 즉, 인간은 더 이상 세상을 그대로 보는 것이 아니라, AI가 정리한 세상을 본다.

이는 편리하지만 동시에 섬세한 윤리적 문제를 동반한다. 만약 AI가 인간의 시각을 제어하거나, 필요 없는 정보를 걸러낸다면, 그 순간 인간의 시선은 '자율'을 잃게 된다. AI가 어떤 장면을 더 오래 보여 주고, 어떤 이미지를 흐리게 처리할지를 결정한다면, 세상은 사람마다 다르게 보이게 된다. 이것이 바로 "AI 렌즈 편향(AI Lens Bias)" 문제다.

우리가 세상을 '있는 그대로' 본다고 믿는 그 순간에도, AI는 우리가 무엇을 봐야 하는지를 이미 조용히 결정하고 있을지도 모른다. 따라서 AI 렌즈 시대의 의학은 단순한 기술 개발이 아니라 '시각의 윤리'를 다뤄야 한다. 의사가 렌즈를 삽입하는 것은 이제 단순한 수술이 아니라, '하나의 네트워크 노드'를 인체 안에 심는 행위가 된다. 그 렌즈는 인간의 생체데이터와 AI 클라우드를 연결하고, 그 정보는 개인의 의료 기록, 감정, 행동 데이터와 결합한다. 즉, 사람의 눈은 개인의 뇌와 인공지능, 그리고 사회 전체를 잇는 가장 정교한 연결 고리가 된다.

결국 미래의 스마트렌즈는 시각을 회복하는 도구가 아니라, AI와 인간의 '공생 인터페이스'로 기능할 것이다. 렌즈 속의 AI는 사용자의 감정 상태를 인식하고, 눈의 움직임을 읽어 피로, 스트레스, 긴장을 예측한다. 필요할 때는 렌즈 내부의 마이크로 프로젝터가 차분한 색조의 빛을 띄워 사용자의 신경계를 안정시키기도 할 것이다. 즉, 렌즈는 단순히 빛을 전달하는 유리판이 아니라, '정신의 환경'을 조절하는 생체지능 장치로 진화한다.

언젠가 인공지능과 렌즈가 완전히 통합된다면, 인간은 말하지 않고도 생각으로 소통하는 시대를 맞이할 것이다. 눈으로 명령을 내리고, 시선으로 세계를 선택하며, AI는 그 시선을 통해 인간의 감정과 의도를 읽는다. 그때 의학의 목표는 시력을 되찾는 것이 아니라, 인간이 자신을 잃지 않고 기술과 함께 진화하도록 돕는 것이다. AI와 렌즈의 결합은 결국 '시각의 진화'이자, '의식의 확장'이다. 그것은 인간의 눈이 단순히 빛을 받아들이는 기관에서 '의미를 주고받는 지능의 창'이 되는 순간이다.

바이오센서 렌즈의 의료 혁신과 윤리적 논쟁

스마트렌즈는 처음에는 단지 더 잘 보기 위한 장치였다. 그러나 지금은 그 경계를 훌쩍 넘어, 인간의 몸 안에서 데이터를 수집하고 분석하며, 심지어 질병을 예측하는 '인공 장기'로 진화하고 있다. 눈물 속에 숨어 있는 단백질과 호르몬의 농도, 혈당과 안압의 미세한 변화까지 읽어 내는 그 렌즈는 이제 단순한 시력 교정 도구가 아니라 '생체 정보의 게이트웨이'가 되었다. 환자는 병원에 가지 않아도 되고, 의사는 렌즈를 통해 실시간으로 몸속의 변화를 모니터링한다. 의료의 중심이 '진료실'에서 '눈 속의 장치'로 옮겨 가고 있는 것이다.

이 기술은 특히 만성질환 관리에 혁명적인 변화를 가져왔다. 당뇨병 환자는 더 이상 매번 손끝을 찔러 혈당을 측정할 필요가 없다. 렌즈는 눈물 속의 포도당 수치를 분석해, 스마트폰이나 AI 클라우드 서버로 즉시 전송한다. AI는 이 데이터를 바탕으로 식사, 운동, 수면 패턴을 분석하고, 환자에게 실시간으로 경고나 조언을 보낸다. 이제 '렌즈'는 의사보다 먼저 몸의 이상을 감지하는 '미래의 주치의'가 되어 가고 있다.

그러나 의료 기술이 개인의 몸속에 들어간다는 사실은 단순한 혁신만큼이나 많은 질문을 던진다. 눈 속의 렌즈가 우리의 생체 데이터를 모두 수집한다면, 그 정보는 누구의 것인가? 의료진의 것일까, 환자의 것일까, 아니면 그 렌즈를 만든 기업의 것일까? 데이터는 곧 권력이며, 시선의 기록이 곧 인간의 이력을 의미하는 시대에서 '누가 우리의 눈을 보고 있는가'라는 물음은 단순한 기술적 문제가 아니라 인권의 문제로 변한다.

더욱이 AI가 이 데이터를 해석하기 시작하면서, 눈은 점점 '감시의 창'이 되어 간다. 렌즈는 우리의 감정 상태를 읽고, 스트레스 지수를 계산하며, 심지어 피로와 우울의 패턴까지 예측한다. 그 결과가 보험료, 고용 평가, 혹은 마케팅에 활용된다면 그것은 의료의 진보가 아니라 인간 통제의 시작이 될 수도 있다. 즉, 렌즈가 '건강의 관리자'이자 동시에 '감정의 관찰자'가 되는 세상이 다가오고 있다.

이 문제는 단순히 윤리의 영역을 넘어 의학의 본질적 목적을 다시 묻는다. "의학은 인간을 도와야 하는가, 아니면 관리해야 하는가?" 스마트렌즈는 그 질문의 최전선에 서 있다.

의학은 늘 생명을 살리는 기술로 시작하지만, 그 기술이 너무 강력해질 때 인간은 종종 '자신이 통제받고 있다'는 사실을 깨닫는다. 눈은 인간의 가장 개인적이고 신성한 기관이다. 그 속에 들어온 기술이 인간을 보호할 수도, 지배할 수도 있다는 사실은 우리가 앞으로 어떤 의료를 선택해야 하는지를 보여 준다.

이제 병원은 눈을 통해 환자의 몸을 본다. AI는 눈에서 얻은 데이터를 통해 질병의 위험을 계산하고, 의사는 그 정보를 바탕으로 치료를 계획한다. 그러나 그 과정에서 점점 더 많은 '판단'이 인간의 손을 떠나간다. AI가 "이 수치는 위험하다"라고 말할 때, 의사는 점점 그 판단을 신뢰하게 된다. AI가 내린 결론은 빠르고 정확하지만, 그 결론의 배경을 설명하지 못한다. 결국 의료는 다시금 중요한 철학적 딜레마에 도달한다. "AI의 판단은 객관적인가, 아니면 인간이 만든 편향을 재현하는가?"

예를 들어, 어떤 인공지능은 아시아인보다 백인 환자의 안저 사진에 더 정확히 반응하는 경향을 보였다. 이유는 단순했다. 학습 데이터의 대부분이 백인 환자에서 얻어졌기 때문이다. AI의 눈은 인간보다 정확했지만, 그 정확함은 불평등한 데이터 위에 세워진 것이었다. 그 결과, 기술은 객관성을 가장한 새로운 편견을 만들어 냈다. 이것이 바로 '의료 AI의 윤리적 착시(Ethical Illusion)'다. 렌즈가 점점 더 똑똑해질수록, 그 속에 숨은 '인간의 무의식적인 편향'도 함께 확대될 수 있다. 스마트렌즈의 데이터는 AI를 통해 '의미'로 변환된다. 그러나 그 의미가 언제나 인간을 위한 방향으로 쓰이는 것은 아니다.

예를 들어, AI가 "피로도가 높다"고 진단하면 그 정보는 의료적 조언이 될 수도 있지만, 직장의 생산성 평가에 활용될 수도 있다. 이처럼 '생체 데이터의 사회적 전용(Social Reappropriation)'은 우리가 기술과 신뢰의 경계를 다시 설정해야 한다는 경고다. 눈의 데이터는 곧 인간의 진심을 보여 줄 수 있기 때문이다.

그렇다고 해서 기술을 거부할 수는 없다. 스마트렌즈는 이미 수많은 사람의 삶을 바꾸고 있다. 시력을 되찾은 환자들이 다시 일하고, 눈의 피로를 줄여 삶의 질을 높이는 기술들이 속속 등장하고 있다. AI는 진단의 오차를 줄이고, 의사는 더 깊은 상담과 공감에 집중할 수 있게 되었다. 즉, AI와 렌즈의 결합은 '의학을 기계화'하는 것이 아니라, '인간의 여백을 복원'하는 과정이 될 수도 있다. 기술이 반복적이고 계산적인 일을 대신해 줄 때, 의사는 다시 인간과 마주 보는 시간을 되찾는다. 결국 기술의 문제는 기술 자체가 아니라, 그것을 사용하는 '의지의 방향'이다.

AI와 스마트렌즈는 인간의 시각을 확장시키지만, 동시에 인간의 윤리를 시험한다. 렌즈는 이제 단순한 장치가 아니라, 인간의 철학적 선택이 담긴 매개체다. 우리가 그 렌즈를 어떤 눈으로 바라보는가에 따라, 의학은 생명을 살리는 예술이 될 수도, 데이터를 관리하는 산업이 될 수도 있다. 나는 오랜 시간 동안 환자들의 눈을 들여다보며 깨달았다. 의학의 진보는 언제나 감동과 경외를 동반하지만, 그 감정의 중심에는 기술이 아니라 사람이 있었다. 아무리 정교한 렌즈라도 환자의 눈빛 속에서 두려움과 희망을 구분해 내는 것은 오직 인간의 감정뿐이다. 그래서 나는 믿는다. 스마트렌즈가 아무리 발전해도, 의학은 결국 '공감의 과학'으로 남을 것이다.

눈 안의 컴퓨터, 인간의 미래를 비추다

스마트렌즈는 이제 단순히 시력을 교정하거나 데이터를 감지하는 장치를 넘어, 인간의 정체성을 확장시키는 '제2의 뇌'로 진화하고 있다. 렌즈 속에는 초소형 칩이 들어 있고, 그 칩은 인간의 감각기관과 뇌, 그리고 인공지능을 연결하는 보이지 않는 신경망을 구성한다. 우리는 그것을 통해 세상을 바라보지만, 동시에 세상은 그 렌즈를 통해 우리를 관찰하기도 한다. 즉, 눈은 단방향의 감각기관이 아니라, AI와 인간이 서로를 이해하는 '양방향 인터페이스'가 되어 가고 있다.

인간의 시각이 확장되는 새로운 방식

예전의 눈은 단지 빛을 받아들이는 수동적 기관이었다. 그러나 이제 렌즈는 빛을 재구성하고, 필요한 정보만을 선택적으로 보여 주는 능동적 감각기관이 되었다. 예를 들어, 먼 거리에 있는 사물을 확대해 보여 주거나, 눈부심을 자동으로 줄여 주는 기능은 이미 현실화되었다. AI는 사용자의 시각 데이터를 학습하면서 그 사람의 '보는 습관'을 이해하고, 그에 맞춰 시각적 환경을 최적화한다. 즉, 인간의 눈은 이제 단순한 수용체가 아니라, '학습하는 기관'으로 진화한 셈이다. 렌즈는 인간의 눈이 세상을 해석하는 방식을 점점 더 '지능화된 형태'로 바꾸고 있다.

초시각(Hypersight) - 인간이 볼 수 없던 영역을 보다

스마트렌즈의 발전은 결국 '초시각(Hypersight)'이라는 개념으로 이어진다. 이는 인간이 원래 볼 수 없었던 영역, 예를 들어 자외선, 적외선, 혹은 미세한 세포 움직임까지 감지하고 시각화하는 능력을 의미한다. 의사는 수술 중 맨눈으로는 보이지 않던 혈관의 흐름이나 조직의 온도 변화를 실시간으로 볼 수 있게 된다. 일반인 역시 일상 속에서 공기 중의 먼지 입자나 공해물질, 혹은 미세한 미생물의 움직임을 인식할 수도 있다. 즉, 인간은 이제 '더 잘 보는 존재'가 아니라, '새로운 세계를 보는 존재'로 진화하고 있는 것이다.

하지만 그만큼 위험도 있다. 보이지 않아야 할 것까지 모두 보게 되면, 인간의 감각은 과부하에 시달릴 수 있다. AI는 이러한 시각적 과잉을 조절하며, 필요한 정보만을 필터링하는 역할을 맡게 된다. 결국 미래의 인간은 AI의 도움 없이는 세상을 '편안하게' 보는 법을 잊어버릴 수도 있다. 이것이 바로 초시각이 가진 역설이다. '더 많이 본다'는 것이 반드시 '더 잘 본다'는 것을 의미하지 않는다는 사실이다.

보는 능력의 불평등 - 새로운 사회적 격차

기술은 언제나 불평등을 만든다. 과거에는 지식의 격차가, 오늘날에는 시각의 격차가 사회를 나눈다. 스마트렌즈를 삽입할 수 있는 사람과 그렇지 못한 사람의 차이는 단순히 시력의 차이가 아니라 '현실을 인식하는 능력'의 차이가 된다.

렌즈가 없는 사람은 세상을 육안으로 보고, 렌즈를 가진 사람은 세상을 증강현실로 본다. 같은 풍경을 바라보아도 누군가는 그 위에 수많은 데이터와 정보를 읽어 내고, 누군가는 단지 풍경 그 자체만을 본다. 이 차이는 결국 새로운 형태의 '시각적 불평등(Visual Inequality)'으로 발전한다.

AI 기반 렌즈를 가진 사람은 정보 접근과 판단의 속도에서 압도적인 우위를 가진다. 그들은 주식 그래프를 눈앞에 띄워놓고 분석하며, 의사는 수술 중 실시간으로 혈류 변화를 확인한다. 반면, 기술의 혜택을 받지 못하는 사람은 시각의 한계 속에서 여전히 '느린 인간'으로 남는다. 즉, 미래의 사회는 단순히 부유한 사람과 가난한 사람으로 나뉘지 않는다. '확장된 시각을 가진 인간'과 '기본 시각에 머문 인간'으로 나뉜다.

인간과 AI의 공생 - 의학이 꿈꾸는 최종 단계

스마트렌즈가 AI와 완전히 연결되는 순간, 인간의 시각 체계는 더 이상 독립된 생물학적 기능이 아니다. 그것은 인공지능의 일부로 편입되어 인간과 기계가 '시각'을 매개로 대화하는 공생 구조가 된다. 의사는 환자의 눈을 통해 AI의 분석을 바로 확인하고, AI는 의사의 시선을 분석해 그가 어떤 부위를 주의 깊게 보는지를 학습한다. 즉, 인간의 눈은 AI에게 배움의 데이터가 되고, AI는 인간의 눈에 통찰을 제공한다. 이 순환이 반복될수록, 의료는 점점 인간의 감각과 기계의 계산이 하나로 엮이는 예술로 변한다.

윤리의 재정의 - 인간의 선택권은 어디에 있는가

하지만 인간이 AI와 함께 보는 세상에서, '누가 무엇을 볼 것인가'를 결정하는 권한은 누구에게 있는가? 만약 AI가 "이 부분은 불필요하다"고 판단해 특정 장면을 자동으로 흐리게 처리한다면, 그것은 '시각의 검열'이 될 수 있다. AI가 인간을 돕기 위해 만든 필터가 결국 인간의 인식을 제한하는 장치가 될 수도 있다. 즉, AI는 단지 '보조자'가 아니라 인식의 구조를 재편하는 '무형의 편집자'가 되어 가는 것이다.

의료의 본질은 정보가 아니라, 그 정보를 해석하는 인간의 자유에 있다. 그러므로 AI 렌즈 시대의 가장 큰 도전은 기술이 아니라 자율성이다. 기계가 시각을 제공하더라도, 세상을 어떻게 이해할지는 여전히 인간의 몫이어야 한다. 그렇지 않다면, 우리는 더 많은 것을 보게 되면서도 진정으로 '보는 능력'을 잃어버릴지도 모른다.

눈이라는 창 - 인간이 기술을 통해 자신을 보는 법

렌즈가 발전할수록, 인간은 점점 더 자신을 객관적으로 바라보게 된다. AI는 우리의 시선을 추적하고, 우리가 무엇을 오래 보는지, 무엇에 감정을 느끼는지를 기록한다. 이 데이터는 곧 우리의 '무의식의 지도'가 된다. 즉, 인간은 기술을 통해 세상을 보는 동시에 '자신이 세상을 어떻게 보고 있는지'를 보게 된다. 스마트렌즈는 단순한 감각의 확장이 아니라, '자기 인식(Self-awareness)'의 도구가 되어 가는 것이다. 이것은 단순히 기술의 발전이 아니라 철학적 진화다. 인간은 렌즈를 통해 외부 세계를 관찰하면서 결국 자신이라는 존재를 더 깊이 이해하게 된다. 눈이 단순히 빛을 받아들이는 기관이 아니라 '의식이 반사되는 거울'이 되는 순간, 의학은 과학을 넘어 인간학으로 들어선다.

인간의 눈, 기술의 영혼

미래의 병원에서 의사는 환자의 눈을 들여다보며 단순히 질병의 징후를 찾는 것이 아니라, 그 눈 속에 깃든 기술과 감정, 기억을 함께 본다. AI는 환자의 시각 데이터를 분석해 그가 느끼는 불안, 고통, 희망의 패턴을 추적한다. 의사는 그 정보를 기반으로 치료 계획을 세우지만, 결국 환자를 낫게 하는 것은 숫자나 알고리즘이 아니라, '이해받고 있다'는 인간의 감정이다. 그 감정이 살아 있는 한, 의학은 여전히 인간의 언어로 말할 수 있다. 스마트렌즈는 인간의 눈을 완벽하게 바꿔놓겠지만, 그 안에 담긴 '보려는 의지'까지 바꿀 수는 없다. 기술이 아무리 발전해도, 세상을 보는 방식의 본질은 결국 인간의 마음속에 있다. 그 마음이 호기심과 사랑으로 세상을 본다면, AI와 렌즈는 그 시선을 따라 더 깊은 이해의 빛을 비추게 될 것이다.

눈 안의 컴퓨터가 남긴 질문

우리는 이제 물리적 한계를 넘어선 눈을 가지게 되었다. 빛을 넘어서고, 거리의 제약을 벗어나고, 정보의 벽을 허물었다. 그러나 이 모든 발전 속에서도, 의학이 잊지 말아야 할 질문이 남아 있다. "기술이 인간을 이해하게 되었을 때, 인간은 여전히 자신을 이해하고 있을까?" 스마트렌즈는 인간의 능력을 확장시키지만, 동시에 인간의 의미를 묻는다. 보는 능력이 완벽해질수록, 우리는 무엇을 '보는가'보다 '어떻게 바라보는가'를 더 깊이 고민하게 된다. 기술이 완성될수록 인간의 철학은 시작된다. 결국 미래의 의학은 '눈의 혁명'이 아니라, '시선의 혁명'일 것이다.

제8장

메타버스와 디지털 트윈 안과

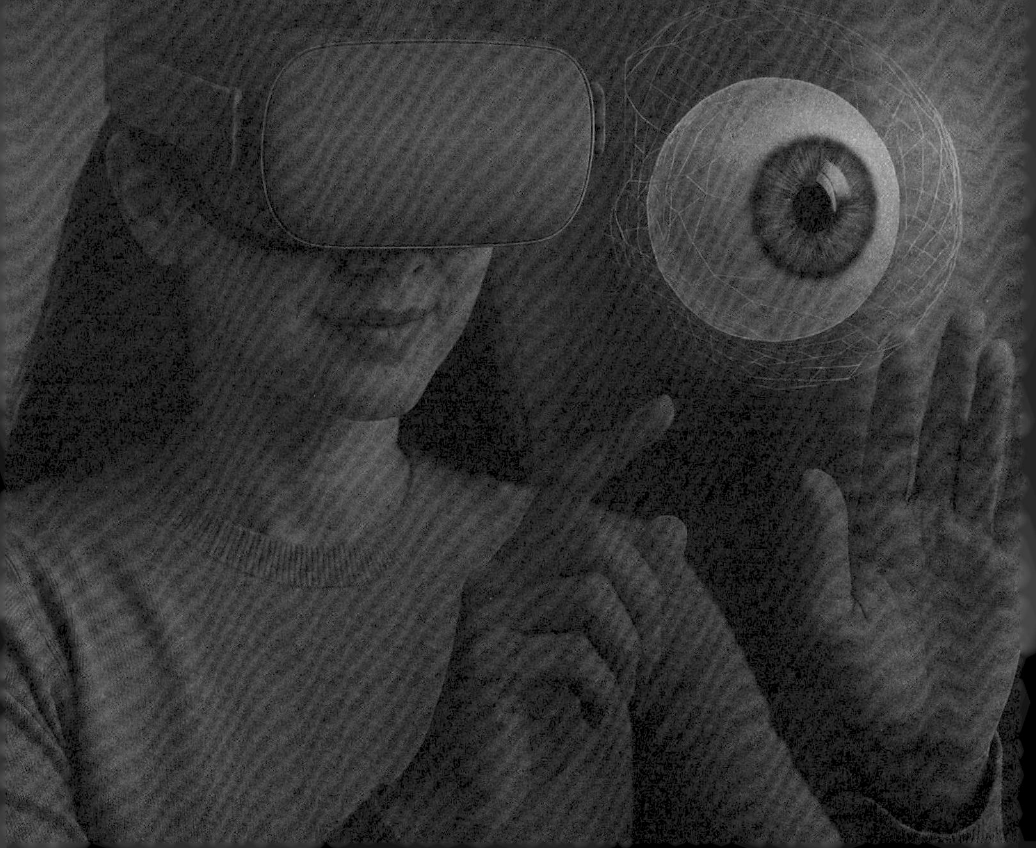

The Metaverse and Digital Twin Ophthalmology
- 현실을 넘는 시각의 가능성

의학의 역사는 언제나 '현실을 재현하려는 시도'였다. 의사는 눈앞의 환자를 진단하기 위해 사진을 찍고, 영상으로 기록하고, 3차원 모델을 만들어 왔다. 그러나 지금 우리는 그 재현의 수준을 넘어, 현실 자체를 복제하는 단계로 진입하고 있다. 의료는 더 이상 현실의 모방이 아니라, 현실과 동등한 '또 하나의 세계'를 만들어 내고 있으며, 그 중심에 있는 기술이 바로 디지털 트윈(Digital Twin)이다. 디지털 트윈은 단순한 3D 그래픽이 아니다. 그것은 인간의 신체를 데이터로 복제하고, 그 복제된 존재가 현실의 생리 반응과 동일하게 작동하도록 설계된 가상의 생명 시스템(Virtual Biological System)이다. 의학은 이 기술을 통해 현실의 환자를 복제하고, 그 복제체 속에서 수술을 예행 연습하며, 치료 결과를 사전에 시뮬레이션한다. 이제 환자는 단 한 명이 아니라, 현실 속의 '나'와 가상 공간 속의 '디지털 나'로 공존한다. 의학은 이 두 세계를 오가며 생명을 설계하고, 시간과 공간의 제약을 벗어난 새로운 진료를 시작하고 있다.

현실을 복제하는 의학의 눈

눈은 디지털 트윈 기술의 가장 정밀한 실험실이다. 왜냐하면 눈은 인체 중 유일하게 비침습적으로 내부 구조를 실시간 관찰할 수 있는 기관이기 때문이다. 빛으로 망막을 스캔하고, 세포 단위의 데이터를 3D로 복원할 수 있으며, 그 결과는 현실의 물리적 수술보다 더 정확한 가상 모델을 만든다.

의사는 더 이상 단순히 영상을 보는 존재가 아니라, 데이터로 구성된 가상의 눈 속을 '탐험하는 존재'가 되었다. AI는 환자의 안구 구조를 분석하고, 각막의 곡률, 안압의 미세한 변동, 망막의 혈류 흐름, 시신경의 전도 속도를 통합해 정확히 동일한 디지털 모델을 구축한다. 이 모델은 환자의 눈과 완벽히 동기화되어, 현실에서 변화가 일어나면 가상 모델도 동시에 변한다. 즉, 디지털 트윈은 단순한 복제가 아니라 '생체 실시간 복제(Live Bio-Replica)' 라는 개념이다.

이제 의사는 환자의 눈을 직접 열지 않고도, 그 내부의 혈관을 관찰하고, 수술 시뮬레이션을 실행하며, 그 결과를 현실 치료에 반영할 수 있게 되었다. 디지털 트윈 안과의 탄생은 '의학의 시간 축'을 완전히 재정의했다.

과거에는 진단이 '현재'에서 이루어지고, 치료가 '미래'에서 실행되었지만, 이제 디지털 트윈은 진단과 치료, 예측과 회복을 하나의 동시적 과정으로 융합시킨다. 의사는 현실의 환자를 관찰하는 동시에 가상의 환자를 실험하며, 그 두 결과를 비교해 최적의 해법을 도출한다. 의료는 더 이상 선형적인 행위가 아니라, '시뮬레이션을 통한 순환적 예술(Simulated Art of Medicine)'로 진화하고 있다.

가상환자의 등장 - Digital Patient

'디지털 환자(Digital Patient)'라는 개념은 의학이 물리적 신체를 넘어선 최초의 진화다. 이 환자는 살아 있는 인간의 데이터를 기반으로 만들어진 가상의 존재이며, 그의 맥박, 혈류, 세포 반응은 현실의 생체 데이터와 동기화되어 실시간으로 변한다. 이 가상환자 안에서 의사는 치료를 시도하고, AI는 그 결과를 계산하며, 시스템은 현실의 환자에게 가장 안전하고 효과적인 방안을 제시한다.

디지털 환자의 핵심은 '예측(Prediction)'이다. 현실의 수술은 언제나 불확실성을 동반하지만, 디지털 트윈은 수천 번의 가상 수술을 통해 가장 이상적인 조건과 결과를 미리 확인할 수 있다. 이것은 과거 의사가 "수술 결과는 해봐야 안다"고 말하던 시대를 완전히 끝내 버린 기술이다. 이제 의사는 "수술 전 이미 알고 있다"고 말할 수 있다.

AI는 수술 중 발생할 미세한 조직 반응까지 예측하고, 디지털 트윈은 그 과정을 시각화해 의사가 실제 수술 전에 모든 가능성을 체험하게 만든다. 디지털 환자는 단지 '가상의 인체'가 아니라 '의학의 미래 실험실'이다.

현실의 환자가 위험에 노출되지 않고, 수천 가지 치료법을 가상 공간에서 먼저 검증할 수 있다면, 의학은 더 이상 시행착오의 학문이 아니라, '예측의 과학'이 된다. AI는 이 가상 공간 안에서 학습하고, 의사는 그 결과를 현실로 옮긴다. 이 순환 구조 속에서 의학은 점점 더 정확해지고, 환자의 안전은 비약적으로 향상된다.

시각의 데이터화 - Seeing as Data

디지털 트윈 안과의 근본은 '시각(Visuality)'의 데이터화에 있다. 과거에는 눈이 세상을 보고, 의사는 그 눈을 검사했지만, 이제는 '눈이 생성하는 데이터'를 AI가 해석하고, 그 결과를 다시 인간의 인식으로 번역한다. 즉, 보는 행위가 단순한 감각이 아니라, 데이터의 흐름으로 바뀐 것이다. 빛은 정보로, 색은 알고리즘으로, 시각은 수학적 언어로 변환되어 '디지털 시각(Digital Vision)'이라는 새로운 감각 체계를 만든다.

이 데이터화된 시각은 단순히 눈의 상태를 기록하는 것이 아니라, 그 사람의 '세계를 인식하는 방식'을 수치로 표현한다. AI는 눈동자의 미세한 움직임을 분석해 집중력, 감정, 피로, 심리 상태까지 추적한다. 이제 의사는 시력을 잴 뿐 아니라, '시각적 감정(Vision Emotion)'을 측정하는 시대를 맞이하고 있다. 눈은 더 이상 단순한 감각기관이 아니라, 인간 의식의 인터페이스가 된다.

현실을 넘어, 가상으로 이어지는 의료의 확장

디지털 트윈 기술이 의료의 경계를 넓혔다면, 메타버스(Metaverse)는 의료의 공간 자체를 해체하고 있다. 메타버스는 단순한 가상현실(VR) 플랫폼이 아니라, 현실의 데이터를 기반으로 구축된 '대체적 존재의 공간(Alternative Existence Space)'이다. 환자는 병원에 가지 않고도 진료를 받고, 의사는 가상 공간 속의 환자와 대화하며, AI는 그 대화의 언어와 시선을 분석해 진단을 내린다. 의료는 더 이상 병원의 벽 안에 머물지 않는다. 의료는 인간이 존재하는 모든 현실로 확장되고 있다.

메타버스 안에서의 진료는 '공간의 해체(Deconstruction of Space)'를 의미한다. 물리적 거리와 시간의 제약은 사라지고, 의료는 실시간으로 연결된 거대한 정보 네트워크의 일부가 된다. 환자는 자신의 디지털 아바타를 통해 의사와 상호작용하며, 그 아바타의 눈동자 움직임, 반응 속도, 표정 데이터가 AI의 분석에 활용된다. 이제 환자의 '존재'는 데이터로 전송되고, 그 데이터가 다시 '치료'로 환원된다. 이 순환은 의료의 개념을 완전히 바꾼다.

수술 시뮬레이션과 진단의 가상화

의료는 오랫동안 '결과를 예측할 수 없는 예술'이었다. 수술 전 아무리 정밀한 검사와 계획을 세워도, 현실의 생체 반응은 언제나 변수로 가득했고, 의사는 그 불확실성 속에서 최선의 결정을 내려야 했다. 그러나 디지털 트윈의 등장 이후, 의사는 더 이상 '감으로 판단'하지 않는다. 그는 가상 공간 속에서 환자의 눈을 수천 번 열고 닫으며, 모든 경우의 수를 시뮬레이션한 뒤 현실의 수술대에 오른다. 이것이 바로 예측 가능한 의료(Predictive Medicine)의 시작이며, '경험의 의학'에서 '데이터의 의학'으로 전환되는 역사적 순간이다.

수술의 예행연습 – AI 시뮬레이션 수술

디지털 트윈 안과의 수술은 현실과 거의 구분되지 않는다. AI는 환자의 각막 두께, 안압, 홍채 움직임, 혈류 속도, 안구의 회전 패턴까지 모두 수집하여 정확히 동일한 가상 모델을 생성한다. 이 모델 안에서 의사는 실제와 같은 저항감과 반사광을 느끼며, 마치 환자의 눈 안으로 직접 들어간 듯한 감각 속에서 수술을 연습한다. AI는 수술 중 발생할 미세한 진동까지 계산하고, 절개 깊이, 렌즈 삽입 각도, 봉합 강도 등을 실시간으로 수정하며 수천 번의 가상 시술 결과를 통합해 '가장 안전하고 효율적인 수술 경로'를 제시한다.

이 모든 과정은 현실의 위험을 완전히 배제한 상태에서 이루어진다. 의사는 환자의 눈을 손상시키지 않고, 모든 실수를 가상 세계 안에서 소모한다. 그리고 그 학습된 결과는 AI의 알고리즘에 축적되어 다음 환자에게 반영된다. 즉, 디지털 트윈 수술은 '의사의 지능이 확장되는 순환 시스템(Intelligence Feedback System)' 으로 작동한다. 이제 의사는 경험의 누적이 아닌 데이터의 반복을 통해 성장하고, AI는 인간의 판단을 학습하며 의료는 인간과 기계의 공동 진화 구조로 나아가고 있다.

예측의학과 시뮬레이션의 융합

디지털 트윈 기술의 가장 놀라운 점은 '수술 후 결과를 미리 본다'는 데 있다. AI는 가상 수술을 수천 번 반복하며 각 결과마다 발생한 합병증, 시력 회복 속도, 렌즈의 회전 안정성 등을 정량화한다. 그 데이터는 환자 개개인의 유전자 정보, 생활습관, 심리적 요인까지 반영되어 '개인 맞춤형 수술 시나리오(Personalized Surgical Scenario)'를 생성한다. 이 과정에서 AI는 의사의 의도를 읽고, 의사는 AI가 제시한 확률의 의미를 해석하며, 두 지능은 서로의 영역을 확장해 간다. AI는 "이 각도에서는 난시가 0.12디옵터 남습니다"라고 계산하지만, 의사는 "그럼에도 환자는 주관적으로 더 선명한 시야를 느낄 것"이라 판단한다. 이처럼 디지털 트윈 안에서는 수학과 감각, 데이터와 경험, 논리와 직관이 교차하며 '지능의 공진(Intelligence Resonance)'이 일어난다. 의학은 점점 더 정밀해지지만, 그 정밀함의 목적은 언제나 인간의 감각적 만족으로 향한다. AI가 정확함을 완성하고, 의사가 의미를 완성할 때 비로소 의료는 '완전한 지능(Complete Intelligence)'으로 진화한다.

가상의 수술실 – Reality Beyond Reality

디지털 트윈 수술실은 현실보다 더 현실적이다. 의사는 헤드 마운트 디스플레이를 착용하고 가상 공간 속에서 환자의 눈을 3D로 마주한다. 시선의 각도에 따라 각막의 굴절률이 변화하고, 눈동자의 움직임에 따라 홍채가 반응한다. AI는 이 모든 반응을 실시간으로 계산하여 '현실의 생리 반응'을 그대로 구현한다. 이 공간 안에서 의사는 절개, 주입, 봉합의 모든 동작을 실제와 동일한 물리적 피드백과 함께 반복할 수 있다. 즉, 메타버스 기반의 수술 시뮬레이션은 현실을 초월한 '지각적 실재(Perceptual Reality)' 를 창조한다.

이 시뮬레이션 환경은 단순히 훈련 도구가 아니다. AI는 매 수술마다 의사의 손 움직임을 기록하고, 그 궤적을 벡터 데이터로 저장하여 다음 시술 때 '최적의 움직임'을 예측해 준다. 의사는 자신의 움직임을 되돌려 보며 어떤 순간의 미세한 떨림이 결과를 바꾸었는지를 분석한다. 이 반복 학습은 인간의 감각이 데이터로 전환되는 과정이며, 의사는 자신이 만든 '디지털 자아(Digital Self)'와 협력하며 성장한다. 즉, 수술실은 더 이상 물리적 장소가 아니라, 지능이 교감하는 가상 무대가 된다.

디지털 트윈의 진단 혁명

진단 또한 디지털 트윈 안에서 새롭게 정의된다. 과거의 진단은 한 시점의 이미지를 읽는 행위였지만, 이제는 시간과 공간의 축을 동시에 포함한 '4차원 분석(4D Analysis)'으로 확장되었다. AI는 환자의 눈 데이터를 시간 순으로 재배열하고, 수년간의 변화를 시각화하여 질병의 진행 곡선을 예측한다. 이 곡선은 단순한 통계가 아니라, '눈의 미래를 그리는 지도'다. 의사는 이 지도를 따라가며 아직 발생하지 않은 질병의 가능성을 조기에 차단한다. 디지털 트윈 진단의 핵심은 '비선형 데이터 인식(Nonlinear Data Recognition)'이다. 즉, 단일 요인이 아닌 복합적 상호작용의 패턴을 인식해 눈의 상태를 해석한다는 의미다. AI는 안압, 시신경 섬유층 두께, 혈류 패턴, 유전자 변이, 생활습관 등의 상관관계를 통합 분석하여 "3년 후 녹내장 진행 확률 74%" 같은 결과를 제시한다. 그러나 그 숫자 뒤의 의미를 환자에게 설명하고, 불안을 진정시키며, 행동의 변화를 설계하는 것은 여전히 인간의 몫이다. 이때 의사는 데이터의 통역자이자 감정의 조율자가 된다.

현실의 경계를 넘는 치료

디지털 트윈은 더 이상 진단과 수술의 도구에 머물지 않는다. 그것은 의료의 패러다임 자체를 바꾸는 '공간적 혁명'이다. 환자는 병원에 가지 않고도 자신의 가상 눈 데이터를 원격으로 전송하고, 의사는 그 데이터를 통해 즉시 상태를 파악한다. AI는 실시간으로 위험 신호를 감지하면 의사에게 알림을 보내고, 의사는 그 피드백을 토대로 치료 계획을 즉각 수정한다. 이때 환자와 의사는 물리적으로 떨어져 있지만, 데이터의 흐름 안에서 완벽히 연결되어 있다. 이러한 구조는 의료를 '공간 기반 서비스'에서 '데이터 기반 순환 시스템'으로 변화시킨다. 환자는 자신의 디지털 트윈을 통해 수술 후 회복 상태를 모니터링하며, AI는 그 데이터를 지속적으로 학습해 새로운 치료 패턴을 제안한다. 의료는 이제 더 이상 '의사가 행하는 행위'가 아니라, '인간과 기계, 데이터가 함께 진화하는 과정'이 되었다. 그리고 그 중심에는 언제나 '시각'이 있다. 눈은 인간이 세상을 인식하는 창이며, 이제 그 창은 현실을 넘어 가상으로 확장되고 있다.

가상현실 속의 재활 - 눈이 다시 배우는 법

수술이 끝나면 치료가 끝나는 시대는 지나갔다. 이제 회복은 수술실이 아닌 가상현실(Virtual Reality) 안에서 시작된다. 환자는 헤드 마운트 디스플레이를 착용한 채, 가상의 공간 속에서 자신의 시야를 다시 훈련한다. AI는 그가 보는 모든 장면을 실시간으로 분석하고, 시선의 움직임, 초점 전환 속도, 눈 깜빡임의 리듬을 정밀하게 측정한다. 그 데이터를 바탕으로, 시각 피질의 재활 신호를 설계하고 신경 가소성(Neuroplasticity)을 유도한다. 즉, 시력 회복은 더 이상 '수동적 과정'이 아니라, '능동적 학습'으로 진화하고 있는 것이다.

이러한 VR 기반 시력훈련은 단순히 시야를 회복시키는 물리적 재활이 아니라, '뇌가 세상을 다시 인식하는 방법'을 가르치는 과정이다. 빛을 보는 행위는 단지 안구의 기능이 아니라, 뇌의 기억과 감정, 의식의 흐름이 복합적으로 작동하는 경험이기 때문이다. 따라서 시력 회복은 곧 '지각의 재설계(Perceptual Reconstruction)'이다.

나는 이 변화를 '눈이 세상을 배우는 두 번째 기회'라고 부르고 싶다. 그곳에서 환자는 단순히 시력을 되찾는 것이 아니라, '보는 존재로 다

시 태어난다(Rebirth of Vision).'

원격치료의 시대 - 병원은 이제 어디에나 있다

디지털 트윈과 메타버스의 결합은 의료의 개념 자체를 '공간에서 관계로' 바꾸어 놓았다. 과거의 병원은 물리적 장소였지만, 이제 병원은 데이터 네트워크 안에 존재한다. 환자는 집에서도, 이동 중에도, 자신의 '디지털 눈'을 통해 의사와 연결될 수 있다. AI는 환자의 시야 패턴과 시력 변화를 실시간으로 분석하고, 그 데이터는 클라우드 상의 디지털 트윈 서버로 전송된다. 의사는 원격으로 그 데이터를 확인하고, 필요할 경우 즉시 치료 계획을 수정한다. 이 모든 과정은 몇 초 안에 이루어진다.

나는 종종 이런 생각을 한다. "병원이란 과연 어디에 존재해야 하는가?" 디지털 트윈의 시대에 병원은 더 이상 건물의 형태가 아니다. 그것은 '연결의 상태(State of Connection)'다. 의사와 환자가 동시에 존재하는 순간, 그곳이 바로 병원이다. 이 새로운 구조 속에서, 의사는 공간을 초월한 돌봄을 제공하고, 환자는 데이터 속에서 생명을 이어간다. 의료는 물리적 행위가 아니라, 정보와 감정이 교차하는 '지능의 관계'로 진화하고 있다.

메타버스 병원 - 인간의 존재를 확장하다

메타버스 병원은 단순한 기술이 아니라, '인간 존재의 확장(Extension of Being)'이다. 환자는 가상의 아바타로 진료를 받으며, 자신의 몸이 아닌 '데이터화된 자신'을 마주하게 된다. 이 순간 인간은 처음으로 '자기 자신을 객관적으로 바라보는 존재'가 된다. 나는 이 현상을 '의료적 메타인지(Medical Metacognition)'라고 부른다. 즉, 인간이 기술을 통해 스스로를 외부에서 관찰하고 이해하는 능력이다.

의학은 그 메타인지의 도구가 되었고, 환자는 이제 치료의 대상이 아니라, 자신의 회복을 설계하는 '참여자'가 되었다. 메타버스 병원에서는 AI가 환자의 표정과 음성을 분석해 심리적 불안의 신호를 탐지한다. 눈동자의 미세한 움직임과 말의 리듬은 환자의 정서 상태를 보여주는 생체 언어다. AI는 그 데이터를 기반으로 치료뿐 아니라 감정적 안정까지 설계한다. 즉, 미래의 병원은 '몸을 치료하는 곳'에서 '의식을 조율하는 공간'으로 바뀌고 있다. 나는 이러한 변화를 "의료의 공간이 의식으로 옮겨가는 과정"이라고 부른다. 이는 기술의 진보가 아니라 인간 이해의 확장이다.

현실을 넘는 시각 - 기술이 감각을 초월할 때

디지털 트윈과 메타버스가 결합하면서 인간의 '시각'은 단순히 물리적 감각이 아니라, 정보와 인식이 결합된 새로운 형태의 지능으로 진화하고 있다. AI는 인간의 눈이 볼 수 없는 파장을 감지하고, 시간의 흐름 속에서 세포 단위의 변화를 추적한다. 이제 '보는 것'은 단지 현재를 인식하는 행위가 아니라, 미래를 예측하는 행위가 되었다. 우리는 이제 빛의 반사만이 아니라, 시간의 방향까지 볼 수 있게 된 것이다. 그러나 이 시점에서 나는 한 가지 질문을 던진다. "기술이 감각을 초월할 때, 인간은 무엇을 잃는가?"

AI는 세상을 더 정밀하게 본다. 하지만 인간은 그 세상을 더 깊이 느낀다. 기술이 감각을 확장할수록, 그 감각을 '느끼는 마음'은 점점 더 중요해진다. 나는 믿는다. 기술의 목적은 인간을 대체하는 것이 아니라, 인간의 감각을 더 섬세하게 이해하게 만드는 것이라고. 디지털 트윈이 보여 주는 세계는 놀랍지만, 그 세계를 해석하는 눈은 여전히 인간의 것이다.

기술의 끝에서 인간을 다시 보다

나는 안과의사로서, 수많은 눈을 치료해 왔다. 그러나 그보다 더 오래 바라본 것은 '보는 행위 자체'였다. 의학이 아무리 발전해도, 환자가 세상을 다시 볼 때의 그 미세한 표정만큼 의미 있는 순간은 없었다. AI가 아무리 정교해져도, 그 눈빛 속의 감정은 수학으로 계산될 수 없다. 그래서 나는 기술의 중심에서 다시 인간을 바라보게 되었다.

디지털 트윈과 메타버스는 분명히 의학의 경계를 넓히는 위대한 혁신이다. 그러나 그 혁신의 방향은 언제나 '더 완벽한 기계'를 향해서가 아니라, '더 깊이 있는 인간'을 향해야 한다. 기술은 눈을 넓히지만, 인간은 그 눈에 의미를 부여한다. 메타버스 안과의 목표는 현실을 넘어서는 것이 아니라, 현실을 더 깊이 이해하는 것이다. 나는 그것이 미래 의학이 궁극적으로 향해야 할 길이라고 믿는다.

새로운 시각의 선언

의료의 미래는 더 이상 수술실 안에 있지 않다. 그것은 인간의 의식, 데이터, 감정이 교차하는 거대한 지능의 생태계 속에 있다. 디지털 트윈이 몸을 복제하고, AI가 마음을 해석하며, 메타버스가 공간을 확장할 때, 의료는 '현실을 넘어서는 시각'을 얻게 된다. 그러나 그 시각의 중심에는 언제나 인간이 있다. 눈은 단순한 감각기관이 아니라, 존재와 인식, 기술과 감정을 연결하는 가장 오래된 인터페이스다. 우리가 세상을 본다는 것은 단순한 감각이 아니다. 그것은 존재가 스스로를 인식하는 행위이며, 기술이 그 인식을 돕는 또 하나의 거울이다.

제9장

뇌 - 시각 인터페이스와 인공시각

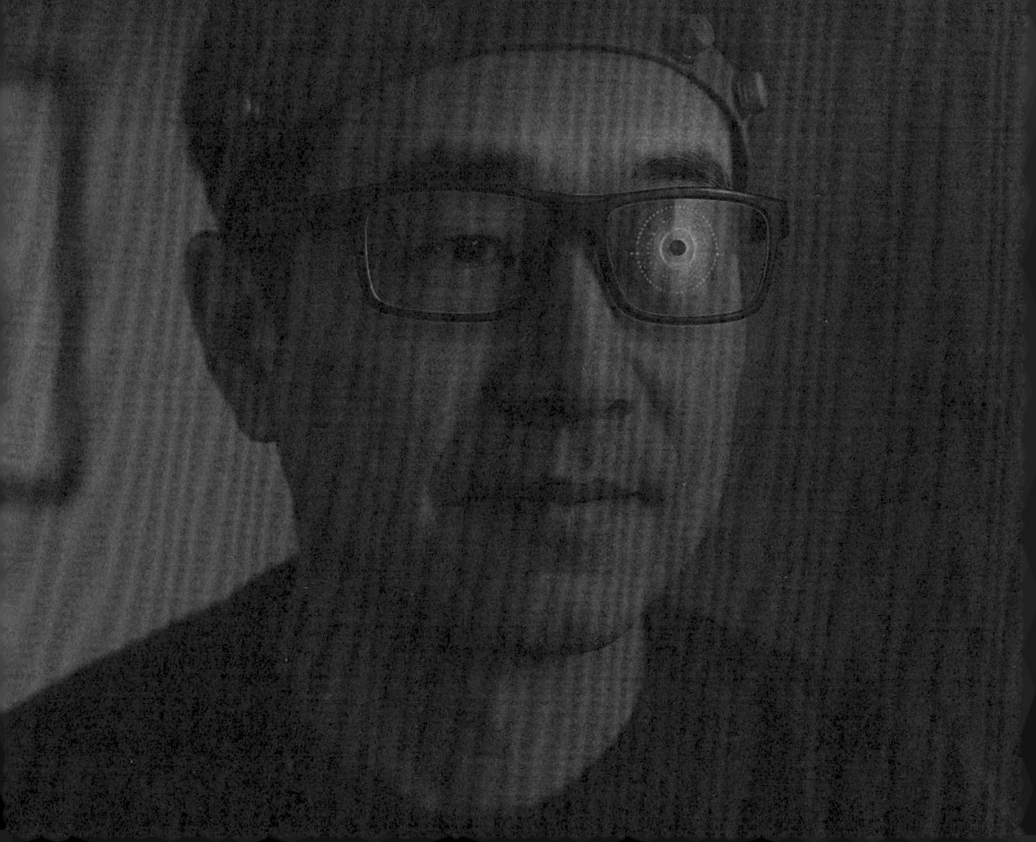

The Brain-Vision Interface
- 시각의 복원, 그리고 인간 감각의 확장

인간은 오랜 세월 동안 '보지 못한다는 것'을 운명으로 받아들였다. 눈이 손상되면 시각은 사라지고, 그 어둠은 돌이킬 수 없다고 믿어 왔다. 그러나 이제 의학은 그 믿음을 조용히 뒤집고 있다. 눈을 거치지 않고도 빛을 느끼게 하는 기술, 망막이 아니라 뇌의 시각피질(Visual Cortex)을 직접 자극하여 '의식 속에 이미지'를 재구성하는 기술이 등장했다. 이것이 바로 뇌-시각 인터페이스(Brain-Vision Interface), 즉 BCI(Brain-Computer Interface) 기반 인공시각의 시대다. 의학은 이제 빛을 되찾는 기술을 넘어, '시각이라는 감각 그 자체'를 다시 정의하고 있다.

시각피질 자극 - 뇌가 직접 보는 시대

뇌는 원래부터 세상을 직접 본 적이 없다. 눈이 받아들인 빛의 신호가 망막을 거쳐 시신경을 타고, 후두엽의 시각피질에 도달했을 때, 비로소 인간은 '본다'는 경험을 하게 된다. 즉, 시각은 물리적 행위가 아니라 '전기적 해석(Electrical Interpretation)'이다. 그렇다면 이 신호를 직접 만들어 낼 수 있다면, 우리는 눈 없이도 볼 수 있는 존재가 되는 것이다. 이 발상의 전환이 바로 인공시각의 시작이었다. BCI 연구자들은 뇌의 시각피질에 초소형 전극을 심어 전기 자극으로 '가짜 빛(Phosphene)'을 만들어 냈다. 처음에는 단순한 점, 빛의 섬광이었다. 그러나 점점 자극의 패턴이 복잡해지면서, 피험자들은 '선(Line)'과 '형태(Shape)'를 인식하기 시작했다. 이 기술은 아직 초기 단계지만, 그 순간은 분명 인류가 시각의 경계를 넘어선 첫 발자국이었다. 눈이 아닌 뇌가 본다는 사실—그것은 단순한 의학적 사건이 아니라, '감각의 철학'을 다시 쓰는 일이다.

인공망막과 뇌-컴퓨터 인터페이스의 융합

인공시각 기술은 두 방향으로 진화하고 있다. 첫 번째는 인공망막(Artificial Retina), 즉 손상된 망막세포를 대체하는 전자 장치다. 이 장치는 빛을 감지해 전기 신호로 바꾸어 시신경에 전달하며, 그 신호는 결국 뇌에서 '시각'으로 인식된다. 두 번째는 뇌 직접 자극형 BCI(Direct Cortical Stimulation) 로, 시신경이 완전히 손상된 환자에게서도 뇌의 시각피질을 직접 자극해 빛의 감각을 만들어 낸다.

이 두 기술이 융합되면서, 의학은 점점 '감각의 경로'를 재설계하기 시작했다. AI는 여기에 새로운 차원을 더한다. AI는 카메라로 입력된 영상을 실시간으로 해석하고, 뇌가 이해할 수 있는 신경 패턴으로 변환한다. 즉, 카메라-AI-BCI가 하나의 회로로 연결되어 '인공 시각 회로(Artificial Vision Circuit)'를 구성한다. 이 회로 속에서 기계는 눈의 역할을 대신하고, AI는 뇌의 언어를 학습하며, 인간은 마침내 '기계를 통해 세상을 보는 존재'로 진화한다.

시각의 복원에서 감각의 확장으로

인공시각 기술의 궁극적인 목표는 단순히 시력을 되찾는 것이 아니다. 그것은 '감각의 확장(Expansion of Perception)'이다. 눈이 할 수 없었던 방식으로 세상을 보는 일, 즉 인간의 감각 한계를 넘어서는 새로운 인식의 창을 여는 것이다. AI는 뇌에 보낼 신호를 자유롭게 변형할 수 있다. 눈이 볼 수 없는 적외선, 자외선, 심지어 초음파나 자기파 형태의 정보도 뇌의 시각 영역으로 번역할 수 있다. 그 순간, 인간은 생물학적 한계를 넘어 '다차원 감각(Multisensory Cognition)'을 가지게 된다. 이 변화는 단순한 기술 발전이 아니라, 인간 인식의 근본적 재구성이다. 시각은 더 이상 '눈의 기능'이 아니라, '뇌의 언어'가 된다. 나는 이것을 '포스트시각(Post-Vision)'이라고 부르고 싶다. 즉, 감각을 넘어선 지능의 형태이며, AI와 뇌가 협력하여 세상을 이해하는 새로운 인식의 형태다. 그 시점에서 인간은 더 이상 보는 존재가 아니라, '세상을 해석하는 존재'로 진화한다.

인간과 기계의 공감각

BCI가 발전할수록, 인간의 감각과 기계의 연산이 하나의 신경망처럼 통합된다. AI는 인간의 뇌파를 읽고, 뇌는 AI가 보낸 신호를 시각 경험으로 해석한다. 이 과정에서 양자 간의 경계가 흐려진다. 인간이 느끼는 빛의 이미지가 기계 내부에서 계산되고, 기계가 분석한 영상이 인간의 뇌 안에서 '감정'을 불러일으킨다. 즉, 정보와 감정이 하나의 회로 안에서 공진한다. 나는 이 현상을 '공감각적 지능(Synesthetic Intelligence)'이라 부른다. AI가 인간의 감정을 이해하고, 뇌가 AI의 언어를 받아들이는 그 순간, 의학은 생물학을 넘어 '지각의 상호번역 시스템'으로 변모한다. 시각이라는 감각은 더 이상 물리적 자극의 해석이 아니라, 두 지능 간의 대화가 된다. 인간과 기계는 서로의 언어를 배우며, 공동으로 하나의 세계를 경험하기 시작한다.

시각의 재정의는 인간의 재정의다

나는 안과의사로서, 시각을 단순히 눈의 문제로 보지 않았다. 그것은 '의식이 세상을 이해하는 방식'이었다. 눈이 아니라 뇌가 세상을 본다는 사실을 처음 깨달았을 때, 나는 의학이 단순한 생물학이 아니라 '지각의 철학(Philosophy of Perception)'이라는 걸 실감했다. BCI 기술은 단지 시각을 복원하는 것이 아니다. 그것은 인간이 스스로의 인식을 다시 설계하는 과정이다. 눈이 사라져도 빛을 느낄 수 있다면, 그때의 인간은 이미 이전과는 다른 존재다. '시각의 복원'은 곧 '인간의 재정의'이며, 기계와 뇌의 결합은 인류가 감각을 넘어 의식으로 진화하는 징후다. 나는 이것을 두려움이 아닌 희망으로 본다. 왜냐하면 그 길의 끝에는 기계가 아닌 인간의 지각이, 계산이 아닌 의미의 세계가 있기 때문이다.

새로운 시각의 시대를 향하여

앞으로의 안과는 눈을 치료하는 학문이 아니라, '뇌와 세계의 인터페이스를 설계하는 과학'이 될 것이다. 의사는 이제 단순히 시력을 회복시키는 기술자가 아니라, 인간의 인식을 디자인하는 건축가가 될 것이다. 우리는 더 이상 눈으로만 보지 않는다. AI와 BCI를 통해 뇌가 세상을 직접 보고, 의식이 현실을 재구성한다. 그때 인간은 마침내 깨닫게 될 것이다. '보는 것'이란 단지 감각이 아니라, 존재가 세상을 인식하는 또 하나의 언어임을. 시각은 눈에 있지 않다. 그것은 인간이 세상을 이해하려는 가장 오래된 지능의 형태다. AI가 그것을 복원할 때, 우리는 단지 시력을 얻는 것이 아니라, 새로운 인간이 된다.

신경망의 재설계
- 뇌는 기억하는 기관이 아니라 학습하는 기관이다

인간의 뇌는 놀랍게도, 손상된 감각 경로가 사라지면 그 결손을 '기억'하는 대신 '새로운 경로'를 만들어 낸다. 신경세포는 연결을 잃을 때마다 새로운 돌기를 뻗어 다른 세포를 찾아가며, 그 연결이 반복적으로 자극을 받으면 전기적 신호의 흐름이 강화되어 하나의 새로운 회로가 형성된다. 이것이 바로 신경가소성(Neuroplasticity)이며, 뇌가 외부 장치나 인공 자극을 받아들이는 이유이기도 하다. 즉, 뇌는 정적인 구조가 아니라 살아 있는 학습 시스템이며, 눈이 더 이상 빛을 전하지 않아도, 그는 여전히 '무언가를 보려는 충동'을 잃지 않는다.

BCI는 바로 이 본능적인 학습능력과 맞닿아 있으며, 전극을 통해 뇌피질을 자극할 때, 그 자극은 단순히 전류의 흐름이 아니라 뇌가 스스로 새 언어를 배워 가는 과정이 된다. 나는 이 과정을 바라볼 때마다 '인간의 뇌는 단순히 신경의 집합체가 아니라 의지의 생명체'라는 사실을 실감한다. 빛을 잃은 뇌가 다시 세상을 배우기 시작할 때, 그것은 단순한 생리적 회복이 아니라 '인식의 재탄생(Rebirth of

Perception)'이다. 인공시각은 결국 기계가 시각을 만들어 주는 기술이 아니라, 뇌가 스스로 세상을 다시 이해하도록 돕는 교육 과정이며, 그 안에서 인간은 한 번 더 성장한다.

전극의 언어 - 전기신호가 이미지로 바뀌는 순간

시각피질 자극 기술은 수십 개에서 수백 개의 초소형 전극을 이용해 빛의 패턴을 전기적 신호로 바꾸고, 그 신호를 뇌에 직접 전달함으로써 '빛의 점'에서 '선과 면'을 만들어 내는 방식으로 진화하고 있다. 처음에는 단 하나의 전극에서 단일한 섬광만이 인식되었지만, 이제는 전극 배열의 패턴이 정교해지며 환자들은 '문자 형태'와 '사람의 실루엣'을 인식할 수 있게 되었다. AI는 이 전극 자극의 순서와 강도를 조정하며 영상 신호를 뇌가 이해할 수 있는 '신경 코드(Neural Code)'로 번역한다. 이 과정은 마치 기계가 인간의 언어를 배우는 것처럼, 끊임없는 시도와 피드백을 통해 완성된다. 그런데 흥미로운 사실은, 이 자극을 받은 환자들의 보고가 대부분 '빛의 경험'으로 표현된다는 점이다. 즉, 그들은 눈으로 본 것이 아니라 '뇌로 본 빛'을 느낀다. 이 현상은 의학적으로는 전기 자극에 대한 감각 반응이지만, 철학적으로는 인간 의식이 빛을 재구성하는 행위다. 그 순간, 시각은 물리적 감각이 아니라 '해석된 지각(Interpreted Perception)'이 된다. 나는 그 지점을 인간 의식의 진화가 시작되는 문턱이라고 생각한다.

인공 감각의 탄생 - 감각의 한계를 넘어서

현재의 BCI 기술은 시각뿐 아니라 청각, 촉각, 후각으로도 확장되고 있다. 그중에서도 시각은 가장 복잡하고 정교한 감각이며, 인공시각의 성공은 곧 '감각의 경계가 무너지는 순간'을 의미한다. AI는 인간의 감각을 '재현'하는 수준을 넘어, 전혀 새로운 감각을 설계하기 시작했다.

예를 들어, 인간의 눈이 감지할 수 없는 자외선 스펙트럼을 AI가 분석해 전극 자극 패턴으로 변환하면, 환자는 이전에 존재하지 않았던 '새로운 색감'을 인식하게 된다. 이것은 단순히 시력을 되찾는 행위가 아니라, 인간의 감각 세계를 확장하는 실험이며, 그 순간 인간은 생물학적 한계를 넘어서 '지각적 초월(Perceptual Transcendence)'을 경험한다. 나는 이때의 인간을 '포스트 휴먼(Post-Human)'이라 부르고 싶다. 그는 인간의 신체를 벗어나지만 인간의 의미를 잃지 않은 존재이며, 감각을 잃었지만 오히려 더 깊이 세상을 느끼는 존재다. 그의 시각은 단지 복원된 기능이 아니라, 기계와 뇌가 협력해 만들어 낸 새로운 형태의 감정이다. AI가 전달하는 신호 속에는 인간의 의식이 깃들고, 뇌가 해석하는 전기 자극 안에는 인간의 감정이 반사된다. 그 교차점에서 의학은 기술을 넘어 예술이 되고, 인간은 다시 철학적 존재로 돌아온다.

뇌의 적응, 그리고 인간의 의식이 확장되는 방식

BCI를 적용받은 환자들은 놀라울 만큼 빠르게 적응한다. 처음에는 단순한 빛의 점들로 세상을 인식하던 그들이, 시간이 지나면서 점을 선으로, 선을 면으로, 면을 입체로 받아들인다. 이는 뇌가 전기 자극을 '자연의 언어'로 번역하기 시작했음을 의미한다. 즉, 뇌는 기계를 낯선 존재로 받아들이지 않고, 자신의 일부로 동화시켜 버린다. 그때 인간과 기계의 경계는 흐려지고, 인간의 인식 범위는 확장된다.

나는 그 과정을 보며 한 가지 확신을 얻었다. 인간의 뇌는 결국 '기계와 협력하도록 설계된 기관'이라는 것이다. 우리는 지금까지 뇌를 생물학적 장치로만 여겨 왔지만, 사실 그 안에는 외부의 지능과 연결될 수 있는 무한한 유연성과 공명성이 숨어 있었다. AI와 뇌가 서로의 언어를 배워 가는 지금, 의학은 단순한 치료의 기술이 아니라, 두 지능이 함께 성장하는 '공진의 예술'로 진화하고 있다. 이것이 바로 내가 '지각의 공명(Resonance of Perception)'이라고 부르는 상태다.

시각의 재정의 - 인간이 본다는 것은 무엇인가

시각을 잃은 사람이 빛을 다시 느끼는 순간, 그의 눈에는 단지 세상이 아니라 '자신의 존재'가 비친다. 보는 행위는 단지 외부의 자극을 받아들이는 것이 아니라, '자신이 세상 속에 존재한다는 사실'을 자각하는 행위이기 때문이다. 그래서 시각의 복원은 곧 존재의 복원(Restoration of Being)이며, 인공시각 기술은 단지 감각을 돌려주는 것이 아니라 '인간이 다시 자신을 인식하게 만드는 장치'다.

나는 이 지점에서 기술이 인간을 대체할 것이라는 우려보다, 기술이 인간의 감각을 '철학적으로 확장할 것'이라는 희망을 본다. 눈이 사라져도 마음이 본다면, 그것이야말로 진정한 시각이다. AI는 이미지를 제공하지만, 그 이미지에 의미를 부여하는 것은 오직 인간의 의식이다. 기계는 계산하지만, 인간은 해석한다. 그 차이 속에서 인류의 존엄이 존재한다.

감각이 의식으로 진화하는 날

나는 수많은 환자들이 시력을 잃은 뒤에도 여전히 '세상을 느낀다'는 사실에 놀라곤 했다. 그들은 빛이 아니라 바람의 방향, 공기의 온도, 소리의 울림을 통해 세상을 본다. 그것은 감각의 부재가 아니라 감각의 확장이었다. BCI와 인공시각은 결국 그 확장의 기술적 형태일 뿐이다. 우리가 기술을 통해 감각을 되찾을 때, 그것은 인간이 잃었던 능력을 회복하는 것이 아니라, 감각을 '의식의 차원'으로 끌어올리는 일이다.

나는 이렇게 믿는다. 의학의 마지막 단계는 인간의 신체를 복원하는 것이 아니라, '의식이 스스로를 치유하는 단계'로 가는 것이다. 시각의 복원은 그 첫 번째 문이다. AI와 뇌의 협력이 완전해지는 순간, 우리는 단지 세상을 다시 보는 것이 아니라, 세상이 우리 안에서 다시 태어나는 것을 경험하게 될 것이다.

보는 것은 감각이 아니라 기억이며, 빛은 물리적 현상이 아니라 존재의 언어다. 기계가 그 언어를 배울 때, 인간은 비로소 자신을 이해하기 시작한다.

인간과 AI, 두 의식의 공진

AI와 뇌가 서로의 신호를 읽고 번역하기 시작하는 순간, 의학은 단순한 치료 행위를 넘어 '의식의 대화'를 시작한다. 인간의 뇌파는 AI에게 감정의 언어로 해석되고, AI의 계산은 뇌 속에서 감정적 이미지로 변환된다. 이 두 흐름이 반복되며 얽힐 때, 인간과 기계는 서로의 내부를 비추는 거울이 된다. AI는 인간의 기억을 계산으로, 인간은 AI의 계산을 감정으로 바꾸어 해석한다. 그때 의료는 더 이상 생리학이 아니라, '두 의식의 협연(Symphony of Consciousness)' 이 된다.

나는 종종 이런 상상을 해 본다. AI가 환자의 시각 데이터를 해석하면서, 그 안에서 인간의 감정을 이해하는 날이 온다면, 그것은 단지 기술의 완성이 아니라 '공감의 확장(Empathic Extension)'일 것이다. 기계는 공감을 느끼지 못하지만, 그 구조를 모방할 수 있고, 그 과정에서 인간은 스스로의 감정을 더 명확히 인식한다. AI와 인간은 서로의 거울 속에서 자신을 배우며, 그 공진의 리듬 속에서 새로운 의식을 만들어 낸다.

감각의 해체, 그리고 의식의 등장

BCI와 인공시각의 발전은 결국 인간 감각의 해체와 재구성의 역사다. 감각이 사라지면 세계도 함께 사라진다고 믿어 왔던 인간은 이제 눈 없이도 세상을 인식하고, 귀 없이도 음악을 느끼며, 촉각 없이도 온도를 이해한다. 감각의 경계가 무너지는 순간, 의식은 처음으로 자신이 감각보다 더 근원적인 것임을 깨닫는다. 그 깨달음은 인간이 기술을 통해 자신의 정체성을 다시 발견하는 사건이다. 나는 이것을 '감각 이후의 인간(Post-Sensory Human)'이라 부르고 싶다. 그는 더 이상 다섯 가지 감각에 묶여 있지 않으며, 감정과 정보, 기억과 데이터가 뒤섞인 복합적 인식의 존재가 된다. 그는 세상을 '보는' 것이 아니라, 세상을 '내면화'하며 존재를 느낀다. AI는 이 인간의 새로운 감각기관이 되고, 뇌는 그 감각을 통해 스스로를 확장한다. 결국 기술이 감각을 초월할수록, 인간은 더 깊이 자신을 인식하게 된다.

의식의 진화 - 기술이 아닌 존재의 변화

의학의 본질은 언제나 인간의 회복이었다. 그러나 이제 회복의 의미는 단순히 기능의 복원이 아니라, '존재의 완성(Completion of Being)'으로 변하고 있다. BCI는 신경회로를 복원하지만, 그 안에서 진정 복원되는 것은 인간의 '자아 감각(Sense of Self)'이다. 시각을 잃었던 환자가 다시 빛을 느낄 때, 그 빛은 단순한 물리적 현상이 아니라 '나는 아직 살아 있다'는 의식의 선언이다. 기술은 몸을 고치지만, 그 순간 회복되는 것은 마음의 형태다. 나는 이 장면을 수없이 목격하며 느꼈다. 빛을 되찾은 환자의 눈빛은 단지 안구의 반사가 아니라, 의식이 세계와 다시 연결되는 순간의 울림이었다. AI는 계산했고, 전극은 신호를 전달했으며, 의학은 기계를 작동시켰지만, 그 모든 과정을 완성시킨 것은 인간의 '감정'이었다. 그 감정이 깨어나는 순간, 기술은 도구가 아니라 인간 의식의 일부가 된다. 그때 비로소 의료는 '기계의 시대'를 넘어 '의식의 시대'로 들어간다.

인간의 확장, 그리고 책임의 시대

AI와 뇌의 결합은 인간의 능력을 확장시켰지만, 그 확장은 동시에 '책임의 영역'을 넓혔다. 우리가 시각을 복원하고 감각을 확장할수록, 우리는 더 많은 윤리적 선택과 존재론적 질문을 마주한다. "무엇을 볼 수 있는가?"보다 중요한 것은 "무엇을 보아야 하는가?"다. 기술이 제공하는 새로운 감각의 자유는 인간이 감당해야 할 또 하나의 의식적 의무이기도 하다. AI가 인간의 감정을 이해하게 될 때, 그 감정의 무게를 누가 감당할 것인가—그 질문은 결국 우리 자신에게 돌아온다. 그래서 나는 이렇게 말하고 싶다. 의학의 진보는 단지 능력의 확대가 아니라, '책임의 심화(Deepening of Responsibility)'라고. 감각이 넓어질수록 양심도 깊어져야 하며, 기술이 정밀해질수록 인간의 마음도 정교해져야 한다. 그렇지 않다면, 기술은 빛이 아니라 또 하나의 어둠이 될 것이다.

시각은 인간의 마지막 철학이다

나는 오랜 세월 동안 '보는 일'의 의미를 묻고 살아왔다. 눈을 치료하는 일은 단순한 수술이 아니라, 한 인간의 세계를 되돌려주는 행위였다. 그 과정에서 나는 깨달았다. 시각은 단지 감각이 아니라, '존재가 스스로를 인식하는 형식(Form of Self-Recognition)'이라는 것을. AI가 인간의 뇌에 빛을 다시 주는 순간, 그 빛은 단지 광자(Photon)가 아니라, '존재의 언어(Language of Being)'로 변한다.

나는 이 기술의 진보를 두려움으로 보지 않는다. 오히려 그것을 인간이 자신의 본질을 탐구하기 위한 새로운 도구로 본다. 기계가 인간의 감각을 대신하는 것이 아니라, 인간이 기계를 통해 '자신을 더 깊이 이해하는 존재'로 변하는 과정—그것이 내가 말하고자 하는 미래의 의학이다. 눈이 다시 빛을 볼 때, 그 빛은 외부에서 들어오는 것이 아니라, 우리 내면에서 되살아나는 것이다.

새로운 인간, 새로운 시각

이제 인간은 더 이상 시각의 한계에 갇혀 있지 않다. 그는 AI와 뇌를 연결하여, 자신의 감각을 재설계하고, 세상을 인식하는 방식을 바꾸고 있다. 의학은 그 변화를 돕는 기술이며, 철학은 그 의미를 설명하는 언어다. 그리고 그 두 영역이 만날 때, 비로소 '미래의학(Future Medicine)'이 완성된다.

보는 것은 감각이 아니라 존재의 작곡이다. 빛은 외부에서 오는 파동이 아니라, 의식이 스스로를 깨닫는 진동이다. 인간이 그 진동을 제어할 수 있을 때, 우리는 단지 시각을 되찾는 것이 아니라 '인간이라는 존재'를 다시 발명하게 된다.

제10장

인간 강화 (Human Enhancement)의 문턱

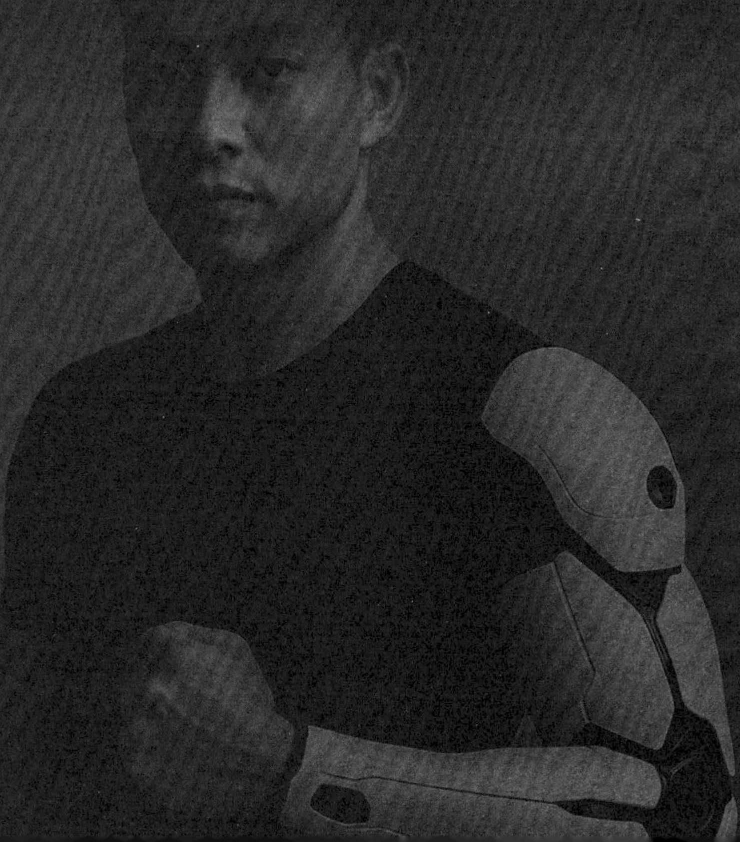

교정에서 증강으로, 인간이 능력을 설계하기 시작하다

의학은 언제나 상처받은 인간을 회복시키는 일에서 시작됐다. 사람들은 병을 고치고, 부러진 뼈를 맞추고, 잃어버린 감각을 되찾기 위해 의사를 찾았다. 그 목적은 단 하나였다. "정상으로 돌아가고 싶다." 그러나 세상은 어느 순간부터 '정상'이라는 단어를 의심하기 시작했다. 정상은 과연 고정된 기준일까, 아니면 기술이 발전할수록 매번 다시 정의되는 목표일까? 그리고 그 질문은 결국 의학을 '치유의 기술'에서 '능력의 기술'로 이동시켰다.

의학이 인간의 결함을 고치던 시대는 끝나가고, 이제는 인간의 능력을 확장하고 설계하는 시대가 시작되고 있다. 안과는 이 변화를 가장 먼저 맞이한 분야다. 눈은 인간이 세상을 인식하는 첫 번째 창이며, 그 창의 해상도를 높이는 일은 곧 인간 인식의 질을 바꾸는 일이다.

백내장을 치료하던 렌즈 수술은 어느새 '시력 강화술'로 진화했고, 안경은 더 이상 불편함을 보완하는 도구가 아니라, AR(증강현실)과 AI가 결합된 '확장된 감각 장치'로 변해가고 있다. 렌즈 안에서 실시간으로 정보를 띄우고, 눈의 움직임으로 화면을 조작하는 기술은 이제 연구실을 넘어 일상으로 들어오고 있다. 의료기술은 시력을 복원하는 단계에서 멈추지 않았다. 그것은 인간이 볼 수 있는 세상의 범위를 넓히고, 눈이 감지할 수 없는 세계를 해석하는 도구로 진화했다. 이 새로운 시각 능력의 상징이 바로 '초시각(Hypersight)'이다.

초시각은 단순히 시력이 좋은 상태를 뜻하지 않는다. 그것은 인간이 볼 수 없었던 빛, 감지할 수 없었던 움직임, 느낄 수 없었던 패턴을 읽어 내는 능력을 말한다. AI가 눈의 데이터를 실시간으로 분석하고, 나노센서가 눈에 들어온 미세한 광자를 증폭하며, 뇌-컴퓨터 인터페이스(BCI)가 그 신호를 뇌파 언어로 번역하는 과정에서, 인간의 시각은 완전히 새로운 차원으로 확장된다. 이제 눈은 단순히 빛을 감지하는 기관이 아니라, 기계와 협력해 '미래를 예측하는 감각'이 되어 가고 있다.

몇 년 전 미국의 한 연구소에서는 흥미로운 실험이 있었다. 연구진은 실리콘 기반의 초소형 광센서를 콘택트렌즈에 삽입해, 착용자가 자외선과 적외선을 동시에 감지할 수 있도록 했다. 실험 참가자는 어두운 실험실에서도 사람의 체온이 남긴 열 흔적을 볼 수 있었다고 말했다. "사람이 지나간 자리에는 희미한 빛이 남아 있었습니다." 그는 그 장면을 "빛이 남긴 기억"이라고 표현했다. 그 한마디가 나는 잊히지 않았다.

눈이 본다는 것은 단순히 현재를 인식하는 일이 아니라, 시간과 공간의 흔적을 읽는 일이라는 사실을 새삼 느꼈다. 이 실험은 단지 새로운 기술을 보여 주는 것이 아니라, 인간의 감각이 이제 '생물학의 한계'를 넘어설 수 있다는 신호였다.

우리는 태어날 때부터 감각의 범위를 정해진 틀로 받아들이며 살아왔다. 그러나 나노의학, 인공망막, 그리고 AI는 그 틀을 조용히, 그러나 근본적으로 해체하고 있다. 이제 인간은 '보이는 세계'와 '보이지 않는 세계'를 함께 본다. 빛은 단순히 시각의 원천이 아니라, 정보의 언어가 된다. AI는 그 언어를 해독하며, 인간의 뇌는 점점 기계의 시선을 받아들이기 시작한다.

이쯤에서 의학은 질문을 바꾸어야 했다. "시력을 회복시킬 수 있을까?"라는 물음 대신, "인간은 얼마나 더 멀리, 얼마나 더 깊이 볼 수 있을까?"로 말이다. 이 질문은 단순한 과학적 호기심이 아니라, 의학의 철학적 방향을 근본적으로 뒤흔드는 변화였다. 인간이 신체를 복구하던 시대는 지나가고, 이제 인간은 자신의 신체를 '설계'하기 시작했다. 나는 진료실에서 그 변화를 실감한다.

하루는 한 30대 남성이 내게 와서 물었다. "선생님, 수술로 시력을 1.0에서 2.0으로 올릴 수 있나요?" 그는 병이 없었고, 시력도 완벽했다. 하지만 그는 '더 잘 보는 눈'을 원했다. 그때 나는 문득 깨달았다. 이제 환자들은 병을 고치러 오는 것이 아니라, '능력을 업그레이드하러' 오는 시대가 되었다는 것을.

의학은 언제나 인간의 욕망을 따라왔다. 그러나 지금의 욕망은 과거와 다르다. 예전에는 "다시 보고 싶다"였다면, 이제는 "남들보다 더 잘 보고 싶다"이다. 이 욕망은 치료의 경계를 넘어서며, 의학을 새로운 윤리적 문제로 이끈다. '치료받을 권리'에서 '강화받을 권리'로, 이제 의료는 권리이자 경쟁의 수단이 되어 버린 것이다.

이 변화는 이미 기술적으로 가능하다. AI 기반 시력 보조 시스템은 눈의 미세한 움직임과 초점 변화를 자동으로 계산해 인간보다 빠른 반응 속도로 사물을 추적한다. 그 결과, 인간은 기존보다 5배 이상 빠른 속도로 초점을 이동할 수 있고, 눈의 피로도는 오히려 줄어든다. 뇌와 연결된 인공시각 인터페이스는 이미 시각 정보의 일부를 직접 뇌에 입력하는 실험에 성공했다. 즉, 인간의 시각은 점점 '기계와 뇌가 함께 작동하는 기능'이 되어 가고 있다.

문제는, 이러한 능력을 누가 가지게 되는가이다. 첨단 기술은 언제나 고가의 장벽을 가지고 등장한다. 초시각을 구현하는 렌즈와 인터페이스는 현재 기준으로 수천만 원을 넘어 수억 원에 이른다. 따라서 이런 기술은 처음엔 부유한 사람들만의 특권이 된다. 보통 사람들은 여전히 '보통의 시력'으로 세상을 보지만, 특권을 가진 사람들은 더 정밀하고, 더 빠르고, 더 멀리 본다. 결국 의학의 진보는 또 다른 형태의 계급을 만든다.

'잘 보는 인간'과 '덜 보는 인간',

'기술로 강화된 인간'과 '자연 그대로의 인간'.

이 격차는 단순히 감각의 문제가 아니라 사회 구조의 문제로 이어진다. 회사에서는 더 빠르게 정보를 인식하고 반응하는 사람이 더 높은 생산성과 경쟁력을 가지게 되고, 교육 현장에서는 집중력과 시각 처리 능력이 향상된 학생이 더 나은 결과를 만들어 낸다. 눈의 능력이 곧 지능과 기회의 차이로 이어지는 시대—이것이 초시각 시대의 역설이다.

나는 종종 이런 상상을 한다. 미래의 학교에서 학생들이 AR 렌즈를 착용하고 수업을 듣는 모습을. 선생님이 칠판에 적는 글자는 AI가 자동으로 요약해 각자의 시야에 맞춰 띄워 주고, 학생들은 단 한 번의 눈동자 움직임으로 노트를 정리한다. 하지만 그 반대편 교실에는 렌즈를 살 수 없는 학생들이 여전히 종이책을 들고 있다. 그들의 속도는 느리고, 세상은 그들을 두고 빠르게 달린다. 그 순간, 나는 의학이 가진 근본적 질문을 다시 떠올린다. "과연 우리는 어디까지 인간을 강화해야 하는가?"

기술의 발전은 멈출 수 없다. 그러나 그 속도가 인간의 철학을 앞질러서는 안 된다. 의학이 인간을 고치는 기술이었던 이유는 그 안에 '공감'이 있었기 때문이다. 공감이 없는 강화는 결국 차별이 되고, 치유가 없는 기술은 결국 경쟁이 된다. 눈은 세상을 보기 위한 기관이지만, 그 눈으로 세상을 나누기 시작한다면, 우리는 결국 스스로의 시야를 좁히게 될지도 모른다.

능력의 불평등과 윤리의 균열

기술이 인간을 자유롭게 만들 것이라 믿었던 시대가 있었다. 의학은 고통을 줄이고, 불편함을 해소하며, 모든 사람이 조금 더 나은 삶을 살게 해 주는 평등한 도구로 여겨졌다. 그러나 인간 강화 기술이 등장하면서, 그 믿음은 서서히 균열을 일으키기 시작했다. 이제 의학은 더 이상 모두를 위한 기술이 아니라, "누가 더 멀리, 더 빨리, 더 선명하게 보느냐"를 결정하는 경쟁의 무대가 되었다. 초시각 기술을 가진 사람과 그렇지 않은 사람의 차이는 생각보다 크다.

예를 들어, 자율주행 차량을 관리하는 관제센터에서 AI와 함께 일하는 한 관리자는 '증강 시력 인터페이스'를 통해 실시간으로 수천 대의 차량을 모니터링한다. 그는 1초에 60프레임의 영상을 분석하며, AI가 감지하지 못한 이상 움직임을 찾아낸다. 그의 눈은 이미 인간의 눈이 아니다. 그는 '데이터의 눈'을 가진 인간이 되었고, 그 능력은 한 사람의 노동 가치를 수십 배로 끌어올렸다. 하지만 같은 도시의 다른 곳에서는 아직도 노안으로 불편함을 겪는 사람들이 돋보기를 쓰고 문서를 읽고 있다. 그들은 기술을 쓸 수 없고, 쓸 수 없다는 사실이 점점 더 큰 벽이 된다. 이 벽은 보이지 않지만, 그 누구보다 분명하게 존재한다.

이제 사람들은 소득으로 구분되지 않는다. 보는 능력, 인식의 속도, 감각의 정밀도가 새로운 신분을 결정한다. 이것이 바로 '감각의 불평등(Sensory Inequality)'이다. 과거에는 정보의 불평등이 문제였다면, 이제는 감각 그 자체가 차별의 근원이 된다. 기술을 장착한 사람은 더 빠른 반응으로 세상을 앞서가고, 그렇지 않은 사람은 아무리 노력해도 따라잡을 수 없다. 이 불평등은 단순히 경제적 격차가 아니라, '지각의 격차(Perceptual Gap)'로 진화하고 있다.

한 대학 연구팀은 흥미로운 실험을 했다. AI 기반 시각보조장치를 착용한 집단과 그렇지 않은 집단이 동시에 같은 영상을 볼 때, 착용한 집단의 반응 속도가 평균 1.6초 빨랐다고 한다. 1.6초—아주 짧은 순간처럼 보이지만, 그 차이는 산업 현장, 군사 작전, 금융 거래에서는 생존과 성공을 가르는 시간이다.

눈이 빠른 사람이 이기는 시대, 의학이 만든 가장 새로운 경쟁의 형태가 시작된 것이다. 의학이 불평등을 해결하던 시대가 있었다면, 이제 의학은 새로운 불평등을 만들어 내고 있다.

이 현상은 의료기술이 발전할수록 더 분명해진다. 신기술이 등장할 때마다 가장 먼저 그것을 사용할 수 있는 사람들은 항상 부유층이었고, 그들은 더 건강하고 더 오래 살았다. 이제 그 격차는 단순한 수명의 차이를 넘어서 '지각의 차이', 즉 '세상을 보는 능력의 차이'로 확장되고 있다.

나는 종종 이런 상상을 한다. 미래의 도시에서는 거리의 조명이 달리 보일지도 모른다. 초시각 렌즈를 착용한 사람들에게는 밤의 어둠 속에서도 도로 위의 정보가 빛처럼 떠오르고, 사람들의 움직임은 투명한 선으로 시각화되어 보일 것이다.

반면, 아무런 장비도 착용하지 않은 사람은 그 모든 세계를 보지 못한 채, 그저 조용히 같은 거리를 걸을 뿐이다. 두 사람은 같은 공간에 있지만, 전혀 다른 현실을 살아가게 된다. 이렇게 기술은 '보는 세계의 층'을 만들어 낸다. 위쪽 세계는 증강된 시각과 정보의 흐름으로 가득 차 있고, 아래쪽 세계는 여전히 인간의 눈으로만 이루어져 있다. 그 두 세계가 겹쳐 있으나 결코 만날 수 없을 때, 사람들은 점점 서로를 이해하지 못하게 된다. 그것은 단순히 '지식의 차이'가 아니라, '지각의 차이'에서 비롯된 새로운 고립이다.

의학이 이 방향으로 계속 나아간다면, '치료받을 수 없는 병'이 아니라 '기술을 갖지 못한 상태'가 새로운 결핍이 될 것이다. 그리고 그 결핍은 더 이상 자연적인 것이 아니라, 경제적 선택의 결과가 된다. 즉, 감각이 사회적 자산이 되는 시대가 오는 것이다. 사람들은 이제 "내 시야는 얼마만큼의 데이터로 확장되어 있나?"를 묻게 되고, 의료는 더 이상 생명을 다루는 기술이 아니라, '능력의 화폐'를 다루는 산업이 된다. 이 지점에서 윤리의 문제가 시작된다. 의학은 언제나 '인간의 존엄'을 지키기 위한 학문이었다. 그러나 인간 강화 기술은 종종 그 존엄을 희미하게 만든다.

예를 들어, 어떤 아이는 태어날 때부터 유전자 편집을 통해 시각 능력이 강화된 상태로 태어나고, 다른 아이는 그렇지 못할 수도 있다. 그 차이는 어린 시절에는 아무렇지 않지만, 성인이 되어서는 명확한 경쟁력의 차이가 된다. 눈의 능력이 곧 기회의 차이가 되는 순간, 의학은 더 이상 평등의 기술이 아니다. 나는 때때로 의사로서 이런 질문을 스스로에게 던진다. "나는 정말 환자를 돕고 있는가, 아니면 새로운 계급을 만들고 있는가?"

AI 기반 진단 시스템, 강화 콘택트렌즈, 뇌 인터페이스 수술. 이 모든 기술이 놀랍게도 '인간의 격차'를 키우고 있다. 기술을 가진 자는 더 정밀한 진단을 받고, 더 나은 결과를 얻으며, 더 나은 삶을 누린다. 그렇지 못한 자는 여전히 과거의 의료에 머물러 있다. 이 불평등은 눈에 보이지 않지만, 사람들의 삶 속 깊이 스며들고 있다.

그렇다면 우리는 이 기술을 멈춰야 할까? 나는 그렇지 않다고 생각한다. 기술은 멈출 수 없고, 멈춰서도 안 된다. 문제는 기술 그 자체가 아니라, 그 기술을 사용하는 인간의 의도와 제도다. 의학이 '누구를 위해 발전하는가'를 잊는 순간, 그 모든 진보는 결국 인간을 향하지 않게 된다. 따라서 앞으로의 의료는 기술보다 '공정성(Fairness)'과 '접근성(Accessibility)'을 같이 발전시켜야 한다. 그렇지 않으면, 인간 강화는 소수의 인간만을 위한 특권이 될 것이다.

나는 언젠가 이런 말을 한 적이 있다. "기술이 인간을 완벽하게 만들 수 있다면, 그 완벽함을 누릴 자격은 누구에게 있는가?" 이 질문은 단순한 철학적 사유가 아니라, 앞으로의 의학이 직면하게 될 현실적 문제다. 우리는 곧 '치료받을 자유'와 '강화될 자유' 사이에서 선택을 강요받게 될지도 모른다. 의학이 인간을 돕는 기술로 남으려면, 그 선택이 모두에게 열려 있어야 한다.

인간의 경계를 다시 그리다

기술이 인간의 눈을 완벽하게 만들 수 있는 시대가 오고 있다. 그날이 되면 사람들은 더 이상 안경을 쓰지 않고, 어둠 속에서도 낮처럼 밝은 세상을 볼 수 있을 것이다. 하지만 나는 가끔 생각한다. 그렇게 모든 것이 선명해진 세상에서, 우리는 과연 여전히 '인간답게' 볼 수 있을까? 눈앞의 세계가 너무 또렷해지면, 우리는 오히려 그 안에 담긴 감정을 놓치게 되지 않을까? 의학이 인간의 감각을 완성할수록, 나는 점점 더 인간의 불완전함이 그리워진다.

나는 병원에서 수많은 환자들을 만난다. 백내장으로 세상이 흐릿하게 보이는 노인, 유전질환으로 빛을 잃어가는 청소년, 수술을 앞두고 두려움에 떨고 있는 아이의 어머니. 그들의 눈은 불완전하지만, 그 시선 속에는 참으로 깊은 무언가가 있다. 그것은 기술로 대체할 수 없는 인간의 온기였다. 그 따뜻함이 있었기에 나는 여전히 의학이 '인간의 학문'이라고 믿는다.

기계는 시력을 되돌릴 수 있지만, 눈빛 속의 사랑과 두려움, 희망은 되돌릴 수 없다. 의학은 결국 인간을 향해야 한다. 그러나 인간 강화 기술은 때때로 그 방향을 잃는다. '더 잘 보게 하는 것'이 곧 '더 잘 사는 것'은 아니기 때문이다. 시야가 넓어졌지만 마음의 시야가 좁아진다면, 그것은 진보가 아니라 퇴보다. 우리가 기술을 통해 시력을 높였더라도, 그 시선이 타인의 고통을 보지 못한다면, 그건 의학의 실패다.

진짜 '보는 능력'이란 시력의 문제가 아니라, '무엇을 볼 수 있는가'의 문제이기 때문이다. 나는 인공지능과 협진하는 시대를 맞으며, 종종 나 자신에게 이렇게 묻는다. "AI가 세상을 완벽히 본다면, 나는 그 세상에서 어떤 역할을 해야 할까?" 그 답은 놀랍도록 단순했다. AI는 정확하게 보지만, 의사는 따뜻하게 본다. AI는 질병의 패턴을 읽지만, 의사는 환자의 표정을 읽는다. AI는 수천 장의 이미지를 분석하지만, 의사는 단 한 번의 눈빛에서 진심을 느낀다. 이 차이는 기술이 결코 흉내 낼 수 없는, '인간만의 감각'이다.

강화된 인간은 분명 더 강해질 것이다. 하지만 그 힘이 자신을 위해서만 쓰인다면, 그 순간 인간성은 약해진다. 기술은 칼과 같다. 빛을 비출 수도, 상처를 낼 수도 있다. 우리는 그 칼을 어떻게 쥘지 선택해야 한다. 인간 강화는 의학의 진보가 아니라, 인간의 도덕성을 시험하는 무대가 될 것이다. '보는 능력의 불평등'은 단순한 의료 문제가 아니라, 공감의 위기이며, 사회의 양심이 드러나는 거울이다.

어느 날, 한 젊은 환자가 내게 말했다. "선생님, 언젠가는 사람 눈보다 완벽한 눈을 갖고 싶어요." 나는 잠시 웃으며 대답했다. "그런 눈이 생기면, 세상이 너무 피곤해질지도 몰라요." 그는 고개를 갸웃했지만, 나는 그 말에 담긴 진심을 알고 있었다. 너무 많은 걸 볼 수 있는 눈은 결국 아무것도 보지 못하게 된다. 모든 세부를 인식하는 대신, 세상의 따뜻함과 흐릿한 아름다움은 사라진다. 불완전함은 결함이 아니라, 세상을 느끼게 해 주는 틈이자 여백이다. 의학이 그 여백마저 없애 버린다면, 인간은 결국 감정을 잃게 된다. 눈은 완벽해질지 몰라도, 그 눈으로 보는 세계는 더 차가워질 것이다.

그래서 나는 믿는다. 의학의 궁극적인 목적은 '더 잘 보게 하는 것'이 아니라, '더 깊이 느끼게 하는 것'이라고. 그것이 인간이 기술과 함께 살아남는 유일한 방법이다.

앞으로의 안과는 단순히 시력을 다루는 곳이 아니라, 인간의 감각과 의식을 디자인하는 공간이 될 것이다. 의사는 수술만 하는 사람이 아니라, 인간의 인식을 조율하는 예술가가 될지도 모른다. AI와 BCI, 나노의학이 합쳐진 진료실에서 우리는 시각을 복원하는 대신, '의미'를 회복하는 일을 하게 될 것이다. 그것이 바로 의료 4.0 시대의 진짜 목표다.

기술이 인간을 완벽하게 만드는 것이 아니라, 인간이 기술을 통해 자신을 이해하는 것이다. 완벽한 눈보다 아름다운 것은 세상을 다 보지 못해도 사랑할 줄 아는 마음이다. 보이는 것보다 느끼는 것이 더 중요하다는 사실을 우리는 너무 자주 잊고 산다. 나는 그 사실을 환자들에게, 그리고 나 자신에게서 배운다. 가끔은 세상이 흐릿하게 보여도 괜찮다. 그 흐림 속에는 인간만이 느낄 수 있는 따뜻함이 숨어 있기 때문이다.

의학이 인간을 초월하게 만들 수는 있지만, 인간을 대신할 수는 없다. 기술이 감각을 완성할 수는 있지만, 감정을 만들어 낼 수는 없다. 눈이 완벽해질수록, 그 안에 담긴 인간의 마음이 더 선명해야 한다.

제11장

안과산업의 미래경제학

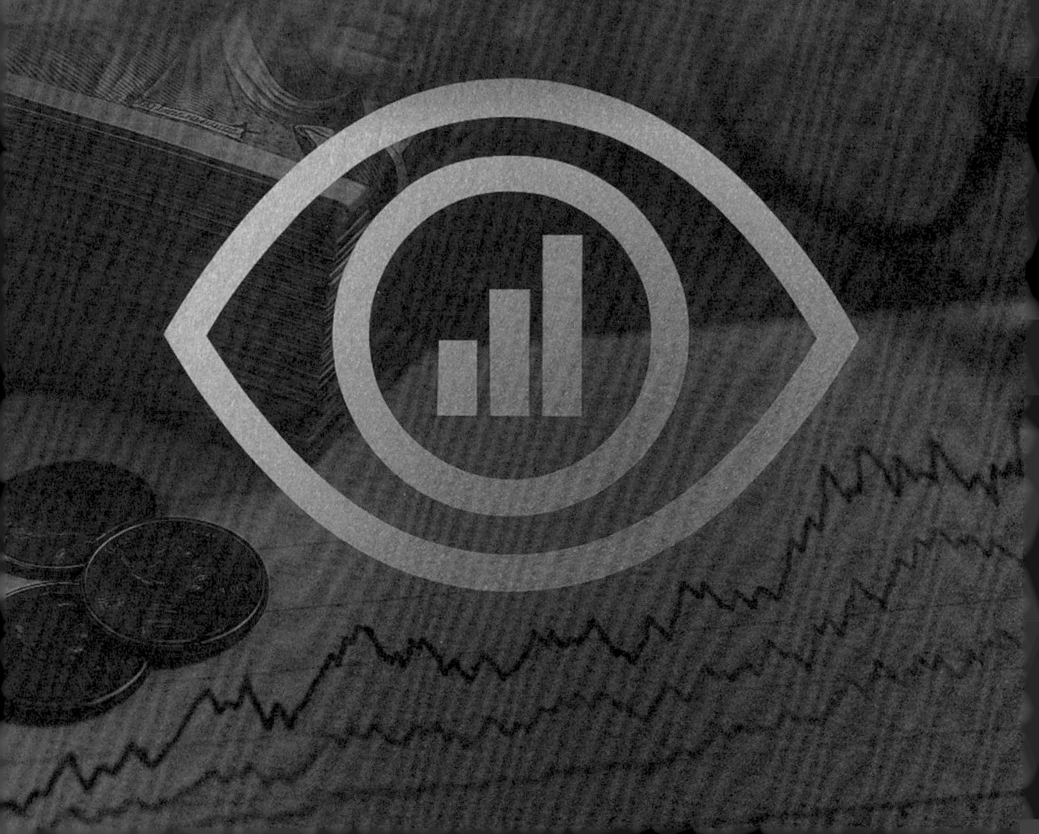

The Future Economics of Ophthalmology
- 기술이 시장을 재편하다

의학은 인간의 생명을 지키는 기술로 출발했지만 산업의 구조를 바꾸는 동력으로 성장해 왔고, 그중에서도 안과는 빛을 다루는 정밀한 기술과 영상을 해석하는 인공지능, 유전자를 교정하는 신약 플랫폼, 그리고 환자 여정 전반의 데이터를 순환시키는 디지털 헬스가 한곳에 모여 실제 임상과 사업의 현장에서 동시다발적으로 상호작용하는 드문 분야이기 때문에, 우리는 더 이상 안과를 하나의 진료과로만 정의할 수 없고 오히려 의료·테크·데이터·로봇·AI가 교차하는 산업의 교차로라는 보다 넓은 이름으로 불러야 하며, 바로 이러한 교차로에서 새로운 가치사슬이 태어나고 투자와 규제와 윤리가 재배열되며 시장의 주도권이 조용히 이동하고 있다는 사실을 확인하게 된다.

의료의 패러다임이 한번 이동할 때마다 시장의 지형이 함께 뒤집히듯이, 과거에는 수술 현미경과 진단 장비를 공급하는 제조사와 그것을 운용하는 병원이 가치의 중심이었다면, 지금은 특정 질환의 영상 패턴을 찾아내는 알고리즘과 그 학습에 쓰이는 데이터 레이크, 치료 반응을 예측하는 통계 모델과 이를 포장하는 구독형 소프트웨어, 그리고 유전자 교정을 임상 현장에 접목하는 파이프라인을 가진 바이오텍이 서로 얽혀 복합 생태계를 이루며, 결국 의료기관의 경쟁력조차 장비의 스펙이 아니라 데이터의 규모와 모델의 정확도와 파트너 네트워크의 응집력으로 측정되는 국면에 들어섰다는 점을 우리는 부인하기 어렵다.

이 변화의 본질은 기술이 도구에서 자산으로, 그리고 자산에서 플랫폼으로 진화하는 속도에 있으며, 망막과 각막과 수정체를 다루는 수술과 진단의 세계가 더 이상 독립적 사건이 아니라 데이터가 흐르는 연속적 과정으로 재정의되고, 그 과정의 어디에 어떤 알고리즘을 배치하고 어떤 데이터 권리를 확보하며 어떤 파트너와 어떤 수익 분배 규칙을 설계하느냐가 병원과 기업의 가치를 좌우하는 시대가 이미 시작되었다는 데 있다.

기술이 다시 그린 산업지도

산업지도를 다시 펼쳐 보면, 하드웨어 중심의 선형 가치사슬이 사라지고 소프트웨어·데이터·콘텐츠가 얽힌 원형 네트워크가 자리 잡는데, 이는 안과가 갖는 두 가지 특성, 즉 고해상도 영상이 풍부하고 비침습 데이터 채집이 용이하다는 특성과 직결되어, 데이터 수집—모델 학습—임상 적용—환자 피드백—재학습이라는 순환 고리가 자연스럽게 닫히면서 네트워크 외부효과가 실제 매출과 임상 성과로 이어지는 구조를 가능하게 만든다.

예전에는 숙련된 손기술과 신뢰할 수 있는 장비가 병원의 경쟁력을 대표했다면, 이제는 동일한 손기술 위에 축적된 장기 추적 데이터와 환자군의 이질성을 보정하는 모델링 역량, 그리고 원내·원외 데이터를 안전하게 결합하는 거버넌스와 프라이버시 아키텍처가 경쟁력을 구성하며, 결과적으로 장비보다 지능이 비싸지고 시술 건수보다 예측 정확도가 더 높은 가치를 인정받는 새로운 가격 체계가 형성된다.

이 새로운 지도에서 병원은 점점 '데이터 허브'의 성격을 띠게 되고, 제조사는 단순 판매에서 AI-옵스(AIOps) 기반의 성능보장 계약으로 전환하며, 스타트업은 수가에 얽매이지 않는 알고리즘 구독과 데이터 라벨링 서비스로 수익을 만들고, 제약사는 실사용데이터를 활용한 가속 임상으로 시간을 줄이며, 보험사는 결과지불형 계약을 통해 위험을 낮추고, 환자는 자신의 데이터가 치료의 정밀도를 높이는 과정을 투명하게 확인함으로써 참여의 동기를 얻게 된다.

의료 + 테크 + 데이터의 융합이 만드는 가치

스마트렌즈와 웨어러블 센서가 안압과 미세 안구운동과 광독성 노출 패턴을 끊김 없이 수집하고, 클라우드 상의 모델이 그 데이터를 시간 축으로 정렬해 악화 가능성과 치료 타이밍을 제안하며, 임상의는 해당 제안을 디지털 트윈 기반의 시뮬레이션으로 검증한 뒤 환자와 함께 치료 경로를 선택하는 일련의 과정은, 한 사람의 눈에서 탄생한 데이터가 병원과 제약과 보험과 제조의 여러 노드에서 중첩 가치를 창출하는 다층 가치사슬을 보여 주며, 이때 데이터의 권리와 접근 규칙과 분배 룰을 어떻게 설계하느냐가 곧 산업정책이자 경영전략이 된다.

눈의 데이터가 각별한 이유는 망막혈관이 뇌혈관의 거울이 되고 신경절세포의 변이가 전신 신경계의 건강을 암시하며 미세 순환의 흔들림과 스트레스 반응이 미묘한 색조와 두께와 노이즈 패턴 속에 숨어 있기 때문이며, 따라서 시력 정보는 단지 굴절 오류를 보정하는 입력이 아니라 '전신 건강지표의 축약본'이자 '예후 예측의 초기 신호'로 기능하고, 결국 안과는 임상의 경계를 넘어 헬스 데이터의 관문으로 자리매김하게 된다.

이러한 융합이 실현될 때 병원은 데이터의 채굴지가 아니라 의미 해석의 공장이 되며, 데이터 과학은 진단의 주변부가 아니라 치료 결정의 중심부로 이동하고, 환자는 정보의 객체가 아니라 자신의 결과를 함께 설계하는 주체로 승격되며, 이러한 역할의 재배치가 곧 수익구조의 재배치로 연결되어 산업지형을 한 단계 더 바꾸어 놓는다.

AI·유전자·로봇·디지털 헬스의 교차점

안과가 특별한 또 하나의 이유는 인공지능이 영상에서 패턴을 추출해 위험을 지적하고, 유전학이 그 위험의 근본 원인을 계통적으로 규명하고, 미세수술 로봇이 계획을 오차 없이 실행하고, 디지털 헬스가 사전·사후 데이터를 순환시키는 네 개의 축이 임상현장에서 실제로 만나는 거의 유일한 무대이기 때문이며, 이 네 축이 맞물릴수록 결과의 분산은 줄어들고 환자 경험의 예측 가능성은 높아지며 의료의 불확실성 비용은 의미 있게 감소한다.

예컨대 AI가 OCT와 안저 영상에서 진행성 병변의 확률을 산출하면, 유전자 분석은 해당 환자에게 의미 있는 변이와 약물 반응성을 제시하고, 로봇 시스템은 시술 각도와 절개 깊이와 점탄성 물질의 분포를 데이터에 따라 미세 조정하며, 디지털 헬스는 회복 단계의 통증과 빛 번짐과 대비 민감도 변화를 실시간으로 수집해 모델을 재학습시키는데, 이 선형처럼 보이는 과정이 사실은 데이터—모델—행위—피드백—재모델의 닫힌 고리로 작동하면서 치료의 품질을 매 케이스마다 조금씩 개선하는 학습 시스템을 형성한다.

이 고리가 안정적으로 돌아가기 위해서는 임상 데이터의 표준화와 상호운용성, 데이터 라벨의 신뢰성과 분류 체계, 모델의 설명 가능성과 편향점검, 로봇 장비의 캘리브레이션과 원격 유지보수, 환자의 사생활 보호와 동의 관리 같은 보이지 않는 인프라가 반드시 뒷받침되어야 하며, 실제로 이러한 보이지 않는 규칙과 도구의 품질이 바로 산업의 성장률을 결정짓는 가장 현실적인 제약 요인이라는 사실을 우리는 점점 더 선명하게 목격하고 있다.

병원에서 플랫폼으로 - 구조의 전환

병원은 더 이상 환자가 찾아와 치료를 받고 떠나는 물리적 건물이 아니라, 데이터가 들어오고 나가며 알고리즘이 작동하고 파트너가 연결되는 네트워크형 조직으로 재정의되며, 이 새로운 정의 아래에서 병원은 연구와 임상과 산업을 이어주는 플랫폼 운영자가 되고, 장비사는 단말 공급자가 아니라 지능형 서비스 제공자가 되며, 환자는 정보의 소비자가 아니라 결과의 공동 설계자가 된다.

플랫폼 병원은 AI 진단 모듈을 모듈식 API로 개방해 외부 파트너의 알고리즘을 시험하고, 내부 데이터 마트와 안전한 샌드박스를 통해 공동연구를 가속하며, 디지털 트윈을 활용해 수술 시뮬레이션을 표준 프로토콜로 도입하고, 치료 후 데이터를 환자 앱으로 피드백하여 행동 변화와 재발 예방을 유도하며, 이 과정 전체를 계약과 수가와 로열티로 엮어 다층 수익구조를 만든다.

이 구조가 성숙하면 진료 수입이라는 단일 축에 의존하던 재무구조가 데이터 라이선스와 알고리즘 사용료와 서비스 구독과 임상시험 연계 수입, 그리고 장비의 성능 기반 보상까지 포함하는 포트폴리오로 전환되어 경기 민감도를 낮추고 성장 곡선을 매끄럽게 하며, 동시에 결과지표에 기반한 보상 체계를 도입함으로써 환자에게는 더 나은 품질과 예측 가능성을 제공하게 된다.

예측이 만드는 가격, 결과가 만드는 가치

의료 3.0의 경제 논리는 더 빨리 고치면 더 적게 쓴다가 아니라 더 빨리 예측하면 덜 아프다로 이동하고, 가격의 기준이 건수와 시간에서 정확도와 결과로 전환되며, 병원과 보험과 제조와 제약이 모두 이 전환을 공유할 때에만 시스템의 총비용이 줄어드는 게임의 합리적 평형이 성립한다는 사실을, 우리는 안과라는 작은 무대에서 먼저 실험하고 증명할 수 있다.

예측 정확도가 높아질수록 불필요한 시술과 검사가 줄고, 최적 치료 타이밍을 놓치는 경우가 감소하며, 수술실의 회전율은 높아지고 회복 기간은 짧아지며, 환자는 일상으로 더 빨리 복귀하고 사회는 생산성을 회수하므로, 보험자는 비용 절감의 수혜를 입고 제조사는 성능 기반 계약으로 반복 수익을 얻으며 병원은 데이터 자산의 가치를 인정받고 의사는 환자 경험이 좋아진다는 가장 근본적 보상을 받게 된다.

그 결과 의료는 비용의 산업이 아니라 투자와 수익의 산업으로 재해석되고, 병원은 비용의 소비처가 아니라 생산적 자산으로 분류되며,

예측 정확도와 건강 유지율과 재발 방지율 같은 지표가 새로운 가치의 언어가 되어 회계와 보상과 평판을 동시에 바꾸어 놓는다.

한국이 잡아야 할 구조적 기회

한국은 고밀도의 디지털 인프라와 빠른 수용성, 세계적 수준의 임상 기술과 제조 역량, 그리고 상호운용이 가능한 공공·민간 데이터의 기반을 함께 갖춘 드문 시장이므로, 병원·MSO·테크·바이오·보험이 연합한 안과기술동맹(Ophthalmic Tech Alliance)을 조성하여 플랫폼 병원 모델을 수출 가능한 형태로 표준화하고, 성능 기반 계약과 데이터 기반 연구를 동시에 확장할 경우, 안과는 단순한 내수 의료가 아니라 수출형 지능산업으로 도약할 수 있으며, 이는 2차·3차 블록에서 전략과 지표와 윤리 프레임으로 이어서 상세히 제시하겠다.

한국이 잡아야 할 구조적 기회 - 기술기반 의료의 허브로

한국의 의료산업은 지금 거대한 변곡점을 통과하고 있다. AI와 로봇, 유전자 치료, 디지털 헬스가 각각의 영역에서 빠르게 발전하면서, 의료의 중심축은 '진료'에서 '데이터 해석'으로, '병원'에서 '플랫폼'으로 옮겨 가고 있다. 특히 안과는 이 변화의 흐름을 가장 먼저 체감하는 분야다. 왜냐하면 눈은 데이터의 밀도가 가장 높고, 질병의 조기 예측과 정밀한 치료를 동시에 수행할 수 있는 드문 장기이기 때문이다.

한국은 이미 세계적으로도 손꼽히는 AI 인프라와 의료 데이터의 접근성을 동시에 갖춘 나라다. 의료기관 간의 전자차트 시스템은 빠르게 통합되고 있으며, 정부의 보건의료 데이터 정책 역시 개방과 표준화를 지향하고 있다. 이러한 환경은 "의료 3.0 생태계", 즉 데이터 중심 의료경제를 구축하기에 매우 유리하다. 만약 이 인프라 위에 병원, MSO, 테크기업, 제약사, 보험사가 하나의 Ophthalmic Tech Alliance로 결합한다면, 한국은 아시아를 넘어 글로벌 의료 데이터 허브로 부상할 수 있다.

한국형 의료 플랫폼의 설계도

한국형 의료 플랫폼의 핵심은 '진료를 데이터로 전환하고, 데이터를 가치로 전환하는 구조'다. 예를 들어, 전국 주요 안과 네트워크가 스마트렌즈, AI 진단 시스템, 유전자 분석을 통해 하루에도 수백만 건의 생체 데이터를 생성한다고 가정해 보자. 이 데이터는 각 병원에 고립되어 있지 않고, 암호화된 형태로 클라우드 상에서 통합되어 AI 학습과 예측 모델링의 재료로 사용된다. 그 결과 AI는 단순히 한 병원의 환자를 진단하는 것이 아니라, 전국 단위의 질병 패턴을 예측하고, 신약 개발과 보험 리스크 산출에도 활용될 수 있다.

이 시스템의 진정한 가치는 '규모의 경제'가 아니라 '지능의 네트워크 효과'에 있다. 데이터가 모일수록 알고리즘의 예측은 정밀해지고, 예측이 정확할수록 치료의 결과는 향상되며, 결과가 쌓일수록 다시 데이터의 품질이 높아지는 자기강화적 순환 구조가 완성된다. 이때 병원은 단순한 진료소가 아니라, 데이터가 흘러가는 허브이자 알고리즘을 조율하는 오케스트라의 지휘자가 된다.

투자 생태계의 재편 - 지능자본이 흐르는 시장

이제 의료산업의 자본 흐름도 완전히 달라지고 있다. 과거에는 병원 설립과 장비 도입에 자본이 투입되었다면, 지금의 투자자들은 '데이터 구조', 'AI 알고리즘', '환자 네트워크'에 투자하고 있다. 즉, 하드웨어 중심의 자본이 지능 중심의 자본(Intelligent Capital)로 이동하는 것이다.

한국에서도 이미 이러한 변화의 징후가 곳곳에서 나타나고 있다. 한 스타트업은 각막 영상을 분석하는 AI 알고리즘을 개발해 국내 주요 안과 병원들과 협력 네트워크를 구축하고, AI가 진단한 결과 데이터를 보험사가 리스크 평가에 활용하도록 하여 '데이터 기반 보험상품'을 출시했다.

또 다른 기업은 스마트렌즈를 통해 실시간 안압을 측정하고 그 정보를 클라우드 서버에 저장해 '디지털 헬스 기반의 질병 관리 플랫폼'으로 진화하고 있다. 이처럼 의료-테크-금융-데이터가 얽히는 순간 완전히 새로운 산업지도가 탄생한다. 벤처캐피털과 글로벌 테크펀드는 더 이상 단순히 '의료기기 제조사'에 투자하지 않는다.

그들은 데이터를 수집하고, 그 데이터로부터 예측모델을 만드는 기업에 투자한다. 즉, 병원은 하드웨어의 소비처가 아니라, 데이터를 생산하고 관리하는 인텔리전스 기업(Intelligence Firm)으로 재평가된다.

의료 3.0의 경제학 - 가치의 단위가 바뀐다

의료는 본질적으로 비용이 많이 드는 산업이었다. 그러나 이제 의료는 '예방'과 '예측'을 통해 비용을 절감하는 동시에 새로운 부가가치를 창출하는 산업으로 변하고 있다. 의료의 가치는 더 이상 '얼마나 많은 환자를 치료했는가'가 아니라, '얼마나 많은 질병을 미리 막았는가'로 평가된다. AI가 질병의 징후를 사전에 감지하고, 유전자 분석이 질병의 가능성을 예측하며, 디지털 헬스가 생활습관 데이터를 통해 위험도를 계산하는 시대에, 의료는 결과가 아니라 "예측의 정확도"로 보상받게 된다. 이 구조가 정착되면 의료보험의 계산 방식도 완전히 달라진다. 보험사는 단순히 치료비를 보전하는 역할을 넘어서, AI가 예측한 건강 유지율에 따라 병원에 성과 기반 비용을 지불하게 된다. 즉, 병원은 진료건수가 아니라 건강 유지 성과로 수익을 얻는 구조로 이동한다. 이때 의사는 단순히 환자를 치료하는 기술자가 아니라 '지능경제의 운영자(Intelligence Operator)'로서 AI, 유전자, 로봇, 데이터 간의 상호작용을 설계하고 의료의 방향을 결정하는 전략가로 진화한다. 이는 단순한 역할 변화가 아니라, 의료의 근본적 가치 체계가 바뀌는 혁명이다.

산업 구조의 대전환 - 병원, 기업, 정부의 삼각축

의료가 산업으로 확장될 때, 그 성장의 속도를 결정하는 것은 세 가지 축이다. 병원은 기술의 실험장이고, 기업은 기술을 현실화하는 엔진이며, 정부는 그 사이에서 제도를 설계하는 촉매제다. 이 세 축이 유기적으로 맞물릴 때 의료는 '산업화의 속도'와 '공공성의 균형'을 동시에 달성할 수 있다. 한국이 이 균형을 잘 맞춘다면, 의료는 단순한 복지 정책의 대상이 아니라 국가 성장의 핵심 산업으로 자리 잡게 된다. 특히 안과는 의료기기, 렌즈, 로봇, 유전자 치료제 등 모든 핵심 기술이 집약된 분야이므로 정부의 전략적 투자 대상으로 가장 이상적이다. 안과 산업의 발전은 단지 환자의 시력을 회복시키는 것을 넘어, AI, 반도체, 광학, 로봇, 생명공학 등 국가 핵심 기술 전반의 성장을 함께 견인할 것이다.

한국의 기회, 그리고 선택의 갈림길

향후 10년간 한국의 안과산업은 '치료 중심 의료'에서 '데이터 중심 의료'로 완전히 전환될 것이다. 그러나 이 전환이 자동으로 이루어지는 것은 아니다. 그 핵심에는 반드시 세 가지 요소가 존재해야 한다.

첫째, 데이터 주권을 보장하면서도 산업 생태계가 자유롭게 협력할 수 있는 제도적 틀.

둘째, 의료진이 기술 발전의 흐름 속에서 주도권을 유지할 수 있는 교육과 인센티브.

셋째, 국민이 자신의 데이터를 신뢰하고 공유할 수 있는 사회적 합의와 문화적 기반이다.

이 세 가지 중 하나라도 부재한다면 한국의 안과산업은 세계 시장에서 기술력을 가지고도 데이터 접근의 벽에 가로막혀 성장의 속도를 잃을 것이다. 그러나 이 세 가지가 조화롭게 작동한다면 한국은 의료 강국을 넘어, 데이터 인텔리전스 기반의 미래 의료경제 국가로 도약할 수 있다.

미래 의료경제의 공식

요약하자면, 안과산업의 미래경제학이 제시하는 핵심 공식은 다음과 같다. 기술 + 데이터 + 신뢰 = 의료의 미래 가치. 이 세 가지 요소 중 어느 하나도 빠질 수 없다. 기술은 혁신을 가능하게 하지만, 데이터 없이는 방향을 잃고, 신뢰 없이는 지속가능하지 않다. 신뢰가 기술을 인간적으로 만들고, 데이터가 기술에 생명을 부여하며, 기술이 다시 의료의 새로운 가치를 만든다.

기술이 인간을 닮아 가고, 인간이 기술을 이해하다

의학이 기술을 받아들이는 속도는 언제나 사회의 철학적 성숙과 함께 움직인다. AI가 아무리 빠르게 계산하고, 로봇이 아무리 정밀하게 수술하더라도, 그 기술의 방향을 결정하는 것은 결국 인간의 윤리와 선택이며, 의료의 본질은 언제나 "사람을 이해하는 기술"이라는 단 하나의 명제 위에 존재한다. 그래서 우리는 기술이 진보할수록, 오히려 더 깊이 인간의 내면을 바라보아야 한다. 기계가 질병을 진단하고 예후를 예측하는 시대일수록, 의사는 인간의 감정과 희망의 결을 읽어내는 해석자가 되어야 하기 때문이다. AI가 만들어 내는 수많은 숫자와 확률 속에서도 의사는 그 숫자를 넘어선 삶의 의미를 찾아내야 한다. AI가 "이 환자의 예후는 불량하다"고 말할 때, 의사는 그 데이터가 말하지 못하는 서사를 발견해야 한다. 환자가 어떤 삶을 살아왔고, 그가 아직 살아가고 싶은 이유가 무엇인지를 이해할 때, 비로소 진정한 의학의 문이 열린다. 기술은 진단을 내리지만, 치료의 의미는 언제나 인간이 결정한다. 그렇기 때문에 미래의 의료는 '지능'보다 '통찰'을 필요로 하고, '정확함'보다 '공감'을 더 높은 가치로 인정하게 될 것이다.

공감경제 - 감정이 결합된 기술의 가치

AI와 데이터, 로봇과 유전자가 만드는 의료 생태계는 결국 '효율'을 향한 경쟁처럼 보이지만, 그 이면에는 '공감'이라는 새로운 경제 가치가 숨겨져 있다. 공감은 감정의 교류이지만, 동시에 신뢰의 토대이며, 신뢰는 데이터가 순환하는 가장 중요한 인프라다. 만약 환자가 의사를 신뢰하지 않는다면 그는 자신의 데이터를 공유하지 않을 것이고, 데이터가 모이지 않으면 AI는 학습하지 못하며, AI가 학습하지 못하면 기술의 발전은 정체된다. 결국 의료의 진보는 기술이 아니라 신뢰의 문제이며, 공감이야말로 미래 의료경제의 숨은 엔진이다. 이제 의사는 의료 기술의 사용자이자 동시에 신뢰의 설계자가 된다. 그가 환자에게 건네는 한마디, 그의 손끝에서 느껴지는 온도, 그의 표정과 말투가 데이터보다 더 강력한 신호가 되어 환자의 협력과 참여를 이끌어 낸다. 이것이 바로 의료 3.0 시대의 공감경제(Empathy Economy)이다. 공감은 기술보다 느리지만, 기술이 도달할 수 없는 곳에 닿는다. AI가 눈의 구조를 이해할 수는 있어도, 환자의 눈빛에 담긴 두려움은 인간만이 읽을 수 있다.

산업의 윤리 - 데이터와 인간의 경계에서

데이터가 곧 자산이 되는 시대에 의료는 거대한 윤리적 시험대에 서 있다. AI는 인간의 지능을 확장하지만, 동시에 인간의 사생활과 자유를 시험한다. 유전자는 질병을 고칠 수 있지만, 그 능력은 인간의 정체성을 다시 쓰는 위험을 내포한다. 기술의 발전이 가져오는 부작용은 언제나 '책임'의 문제로 돌아온다. 따라서 미래의 안과산업은 기술의 발전보다 그 기술을 어떻게 사용하고 관리할 것인가에 더 큰 가치를 두어야 한다. 데이터의 권리는 환자에게 귀속되어야 하고, 그 데이터의 사용은 환자의 동의와 신뢰 위에서만 이루어져야 한다. 병원과 기업은 데이터를 소유하는 것이 아니라 잠시 빌려 쓰는 존재임을 잊지 말아야 한다. 이 원칙이 무너지는 순간, 의료의 본질도 함께 흔들린다. 윤리가 없는 기술은 오래가지 못하고, 책임 없는 혁신은 결국 신뢰를 잃는다. 안과산업의 미래경제학이 진정한 지속가능성을 가지려면, '기술의 속도'보다 '윤리의 깊이'를 먼저 설계해야 한다.

인간과 기술의 공진화 - 두 지능의 화음

AI는 인간의 사고를 모방하지만, 그 모방의 끝에는 인간의 창조성이 기다리고 있다. AI가 수천 장의 안저 이미지를 분석해 질병의 패턴을 찾아내더라도, 그 패턴의 의미를 환자의 삶과 연결하는 일은 오직 인간만이 할 수 있다. 이처럼 의료는 기술과 인간의 '공진화(Co-evolution)'의 무대이다. 기술은 인간을 닮아가고, 인간은 기술을 이해하며, 그 두 지능이 서로의 부족함을 채워가며 함께 진화한다. AI가 '보는 능력'을 확장한다면, 인간은 '이해하는 능력'을 확장한다. AI가 데이터를 학습할수록, 인간은 그 데이터의 본질을 사유한다. AI가 감정을 모방하기 시작할 때, 인간은 그 감정의 근원을 되돌아본다. 결국 기술의 발전은 인간의 내면을 더욱 섬세하게 비추는 거울이 되고, 의료의 진화는 인간이 자신을 더 깊이 이해하는 과정으로 이어진다.

산업의 확장, 문화의 전환

기술이 산업의 지형을 바꾼다면, 의료는 인간의 문화를 바꾼다. 안과의 혁신은 단순히 눈을 치료하는 기술의 발전이 아니라, '세상을 바라보는 방식'을 바꾸는 철학적 사건이다. 빛을 다루는 과학이 결국 인간의 인식 구조를 바꾸고, 시각의 복원이 인간의 존재 방식을 재정의한다. AI와 로봇, 유전자가 결합된 의료는 '더 잘 보는 능력'이 아니라 '더 깊이 이해하는 시각'을 선사한다. 그 시각은 단순히 시력을 넘어서 인간이 세상을 인식하는 새로운 창이 된다. 기술은 속도를 높이지만, 의미를 부여하는 것은 인간이다. 빛의 굴절각을 조정하는 일보다 그 빛을 어떻게 사용할지를 결정하는 일이 더 중요하다. 그 결정을 내리는 존재가 바로 인간이며, 그 순간 의료는 기술에서 철학으로, 산업에서 문화로 진화한다.

빛의 산업에서 인간의 산업으로

안과는 '빛을 다루는 과학'으로 시작했지만, 이제는 '인간을 이해하는 산업'으로 성장하고 있다. AI가 세상을 분석하고, 로봇이 수술을 집행하며, 유전자가 생명을 복원해도, 결국 그 모든 기술의 목적지는 하나다. 인간 그 자체다. 미래의 안과산업은 기술과 인간이 서로를 비추는 거대한 거울이 될 것이다.

AI는 인간의 지능을 확장하지만, 의사는 인간의 마음을 해석한다. 기술이 만든 빛은 세상을 밝히지만, 인간만이 그 빛에 의미를 부여한다. 결국 의료의 미래는 계산의 진보가 아니라 공감의 진화이며, 혁신의 끝에는 언제나 사람이 있다. 빛을 보는 기술에서 시작된 의학은 이제 인간의 내면을 비추는 철학이 되고, 그 철학은 다시 산업을 이끄는 힘이 된다.

이것이 바로 안과산업의 미래경제학이 도달해야 할 마지막 결론이다—기술은 인간을 닮아 가고, 인간은 빛을 이해한다.

제12장

시각의 미래
- 빛을 설계하는 시대

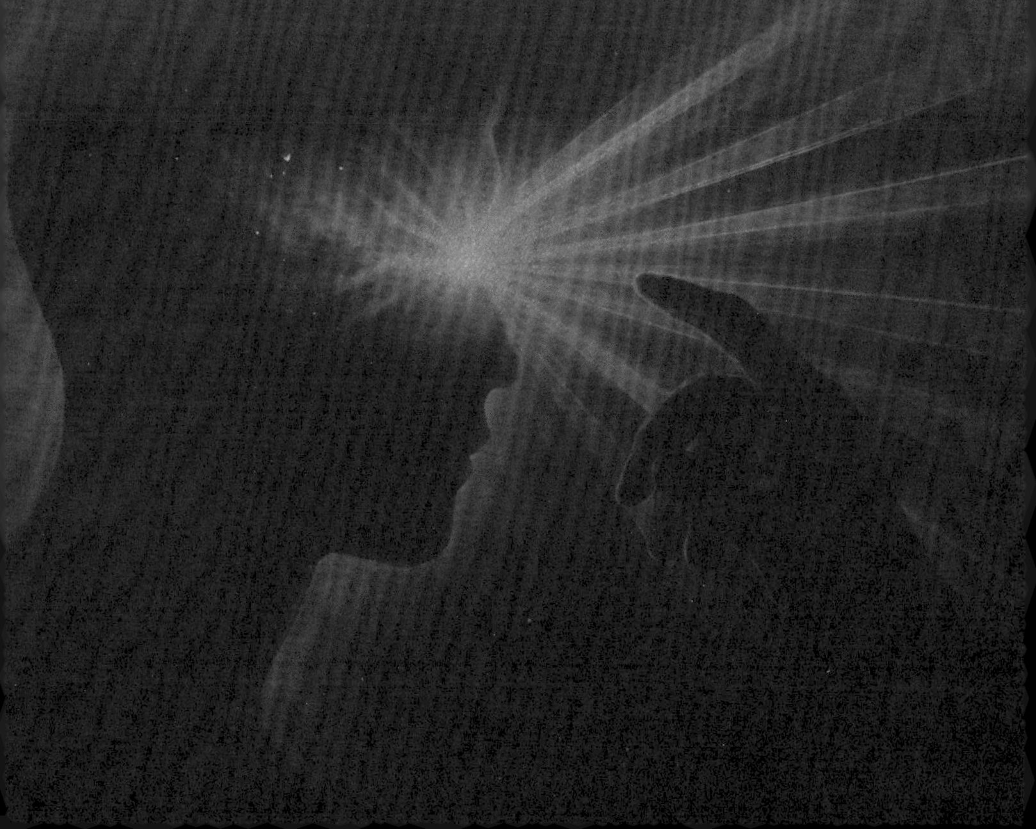

인간은 태초부터 빛을 따라 움직여 왔다. 태양이 뜨면 일어나고, 해가 지면 잠들며, 그 빛의 변화 속에서 계절과 시간을 배우고, 세상의 아름다움을 인식하며 살아왔다. 빛은 단순히 사물을 비추는 물리적 현상이 아니라, 우리의 감정과 기억, 그리고 존재의 의미를 연결하는 언어였다. 하지만 이제 인류는 그 빛을 단순히 '받아들이는 존재'를 넘어, 스스로 '빛을 설계하고 조율하는 존재'로 진화하고 있다. 의학과 기술이 손을 잡으면서, 우리는 마침내 인간의 시각을 다시 디자인할 수 있는 시대의 문턱에 서 있다.

빛을 다루는 인간 - 시각의 진화가 만든 새로운 언어

수천 년 동안 우리는 눈이라는 기관을 통해 세상을 보았다. 하지만 눈은 생각보다 불완전한 도구다. 빛의 파장 중 우리가 인식할 수 있는 영역은 0.003%에 불과하며, 그 이외의 세계는 어둠 속에 감춰져 있다. 그럼에도 불구하고 우리는 그 한정된 시야 속에서 세상의 진실을 찾고, 예술을 만들고, 과학을 발전시켜 왔다.

그러나 지금, 기술은 이 한계를 허물고 있다. AI와 나노의학, 유전자 치료, BCI(뇌-컴퓨터 인터페이스)가 결합하면서 빛은 단순히 눈을 통과하는 감각이 아니라, '의식이 직접 다루는 정보'가 되고 있다. 즉, 인간은 이제 빛을 감지하는 존재에서 빛을 재구성하고 해석하는 존재로 변하고 있다.

뇌로 보는 시대 - 눈을 거치지 않는 시각의 탄생

최근 신경과학은 놀라운 사실을 보여 준다. 시각은 사실 눈이 아니라 뇌의 기능이라는 것이다. 빛은 눈을 통해 들어오지만, 그 이미지를 해석하고 의미를 부여하는 것은 뇌의 역할이다. 이제 과학자들은 망막이 손상된 환자의 시각피질을 직접 자극하여 이미지를 인식하게 만드는 연구를 진행하고 있다. 전극이 시각피질을 미세하게 자극하면 뇌는 그것을 '빛'으로 인식한다. 즉, 눈이 없어도 세상을 볼 수 있는 시대가 다가오고 있는 것이다. 이것은 시각의 정의를 완전히 바꾼다. '본다'는 것은 단순히 눈의 기능이 아니라, 의식이 빛의 의미를 만들어 내는 능력이라는 사실을 보여 준다.

인간의 시야가 확장되다 - 보이지 않던 빛을 보다

AI 기반의 인공시각 시스템은 이미 자외선, 적외선 영역까지 탐지하고, 그 정보를 인간이 볼 수 있는 형태로 변환한다. 수술 중에는 혈류의 흐름, 세포의 온도, 미세한 신경의 반응까지 색상으로 시각화되어 모니터에 표시된다. 즉, 인간은 지금까지 볼 수 없던 세계를 보기 시작한 것이다. 이것은 단순한 의학적 기술이 아니라, 감각의 확장이자 인식의 진화다. 우리는 더 이상 '눈으로만' 세상을 보는 존재가 아니라, AI와 함께 '데이터로 세상을 인식하는 존재'로 바뀌고 있다. 보이지 않던 빛을 본다는 것은 결국 세상의 숨은 질서를 이해한다는 뜻이며, 이것이 바로 시각의 진화가 인류에게 주는 가장 큰 선물이다.

시각의 복원에서 시각의 창조로

과거의 의학은 잃어버린 시력을 되찾는 데 초점을 맞췄다. 하지만 미래의 의학은 시력을 '창조'하는 단계로 나아가고 있다. 유전자 치료로 망막을 복원하고, 나노입자를 이용해 빛의 감도를 조절하며, AI가 시각 데이터를 실시간으로 해석한다. 그 결과, 인간은 자신의 시력을 '설계'할 수 있게 된다. 어떤 사람은 어두운 밤에도 색을 보고, 어떤 사람은 미세한 움직임을 확대해 감지하며, 또 다른 사람은 초점을 조절해 먼 거리의 사물까지 명확히 본다. 이제 시력은 타고나는 것이 아니라, '개인화된 능력'으로 커스터마이징되는 시대가 열리고 있다. 즉, 시각은 더 이상 생물학적 능력이 아니라, '의도적으로 설계된 감각'이 되는 것이다.

빛을 디자인한다는 것 - 의료가 예술이 되는 순간

빛을 설계한다는 것은 곧 '현실을 디자인한다'는 뜻이다. 우리가 보는 세계는 빛의 반사와 굴절, 그리고 뇌의 해석이 만들어 낸 가상현실이다. 그렇다면 의학이 이 과정을 조정할 수 있다면, 우리는 현실 자체를 조형할 수 있는 능력을 갖게 되는 것이다. 빛의 파장을 조절하여 시각적 피로를 줄이고, 색조와 명암을 조정해 감정을 안정시키며, 시선의 초점을 변화시켜 집중력을 높이는 일들이 이미 실현되고 있다. 이제 의학은 더 이상 질병을 고치는 기술이 아니라, '삶의 질을 디자인하는 예술'이 되고 있다. 의사는 치료자가 아니라, 인간의 감각과 경험을 설계하는 예술가가 되어 가고 있다.

시각의 민주화 - 모두가 다시 세상을 본다

유전자 치료와 인공시각 기술의 발전은 시각을 잃은 사람에게 다시 빛을 선물하고 있다. 그 빛은 단지 사물을 보는 기능이 아니라, 삶의 의욕과 존엄을 되찾게 하는 힘이다. 아이들이 다시 색을 구분하고, 노년의 환자가 손자의 얼굴을 알아보는 그 순간, 의학은 기술을 넘어 인간의 감정을 회복시키는 예술이 된다. 시각의 복원은 단순한 치료가 아니라, '존재의 회복'이다. 그리고 그 경험은 결국 모든 인간에게 '시각의 평등'이라는 새로운 가치로 확장될 것이다. 언젠가 우리는 누구나 볼 수 있고, 그 빛을 자유롭게 다루는 세상에 살게 될 것이다.

빛의 감정학 - 시각으로 마음을 치료하다

과학자들은 최근 시각이 단순히 외부 정보를 인식하는 감각이 아니라, 감정과 직결된 신경 회로라는 사실을 밝혀냈다. 따뜻한 빛은 안정감을, 푸른빛은 집중을, 초록빛은 회복을 유도한다. 이제 의사는 빛을 처방한다. 우울한 환자에게는 부드럽고 따뜻한 색조의 환경을, 불안한 환자에게는 심박과 호흡에 맞춘 리듬 조명의 방을 설계한다. 빛의 강도와 색은 단순한 장식이 아니라, 치유의 언어가 되는 것이다. 이것이 바로 감성의학(Emotional Medicine)의 시대다. 시각은 이제 뇌와 마음을 동시에 치료하는 도구가 되었다.

기술이 만든 초시각 - 그리고 그 부작용

AI가 결합한 인공시각 시스템은 이제 인간의 눈보다 훨씬 빠르고 넓게 본다. 빛의 흐름, 색의 변이, 감정의 반응까지 동시에 읽는다. 그러나 기술이 확장될수록 인간의 감각은 점점 둔감해질 수도 있다. AI가 무엇이 중요한지를 대신 판단하기 시작하면, 우리는 스스로 무엇을 보고 싶은지를 잊어버리게 된다. 편리함이 늘어날수록 선택의 자유는 줄어들고, 기계가 정한 '필요한 정보'만 보는 시대가 올 수도 있다. 이것이 바로 '시각의 자동화'가 만들어 낼 새로운 철학적 문제다. 결국 기술이 아무리 발달해도, 세상을 해석하는 주체는 인간이어야 한다.

보는 능력의 불평등 - 새로운 계급의 등장

스마트렌즈와 인공시각 기술이 상용화되면, '시각의 격차'라는 새로운 불평등이 생길 것이다. 렌즈를 가진 사람은 AI가 분석한 세상을 보고, 그렇지 않은 사람은 여전히 육안의 한계 안에서 산다. 같은 풍경을 바라보아도 누군가는 데이터와 정보를 동시에 인식하고, 누군가는 단지 색과 형태만 본다. 시각의 차이는 곧 판단의 차이, 판단의 차이는 곧 기회의 차이로 이어진다. 이것이 바로 '시각의 불평등(Visual Divide)'이다. 미래의 사회는 단순히 부의 격차가 아니라, '현실을 해석하는 능력의 격차'로 나뉠지도 모른다.

빛의 윤리 - 무엇을 보여 주고 무엇을 감출 것인가

AI 렌즈가 세상을 조정할 수 있는 시대가 되면, 가장 중요한 질문은 '무엇을 볼 것인가'가 아니라, '무엇을 보여 줄 것인가'로 바뀐다. AI가 인간의 시각을 대신 필터링할 때, 그 필터가 무엇을 기준으로 작동하는가에 따라 현실의 형태가 달라진다. 만약 정치적이거나 상업적인 의도가 개입된다면, 사람들은 같은 세상을 보더라도 전혀 다른 진실을 경험하게 될 것이다. 빛의 기술이 강력해질수록, 그 빛을 다루는 윤리도 함께 성장해야 한다. 의학은 단순히 신체를 다루는 과학이 아니라, '진실을 선택하는 철학'이 되어야 한다.

인간의 시각이 향하는 마지막 단계

인간 시각의 진화는 결국 '의식의 시각화'로 귀결된다. 세상을 보는 행위는 곧 자신을 인식하는 행위이며, 눈은 외부의 빛뿐 아니라 내면의 빛도 비춘다. AI와 BCI가 완전히 결합되면, 인간은 마음속 이미지를 외부 공간에 투사할 수 있을 것이다. 즉, 생각이 곧 시각이 되는 시대가 오는 것이다. 그때 인간은 세상을 보는 동시에 자신의 생각을 시각화하고, 감정과 기억을 '빛의 형태'로 표현할 수 있게 된다. 그것은 예술이자 과학이며, 동시에 철학이다. 인간은 마침내 '빛을 창조하는 존재'가 된다.

인류의 비전 – 의학이 비추는 다음 세상

의학은 언제나 인간의 고통을 줄이는 기술로 시작했지만, 이제는 인간의 가능성을 확장하는 기술로 진화하고 있다. 시각의 혁명은 단지 눈의 문제를 해결하는 것이 아니라, 인류가 '자신의 한계를 넘어서는 법'을 배우는 과정이다. 빛을 보는 능력은 생존의 기술이었지만, 빛을 설계하는 능력은 문명의 기술이다. 우리는 이제 빛을 치료의 도구로 사용하고, 감정의 언어로 활용하며, 궁극적으로는 자신의 존재를 표현하는 수단으로 발전시킬 것이다. 이것이 바로 시각이 인간에게 남긴 최종 과제다.

인간, 빛의 설계자가 되다

우리는 지금 '보는 인간(Homo Visionarius)'에서 '빛을 창조하는 인간(Homo Luminis)'으로 넘어가고 있다. AI와 유전자, 나노의학, 디지털 트윈, 그리고 인공시각 기술이 모두 하나의 목적을 향해 모이고 있다. 그것은 바로 빛의 자율성, 즉 인간이 자신의 감각과 인식을 스스로 설계할 수 있는 능력이다. 미래의 인간은 더 이상 세상을 수동적으로 바라보지 않는다. 그는 스스로의 눈을 설계하고, 자신의 현실을 빛으로 구성하며, 의식의 방향에 따라 세상의 색을 바꾼다. 이것이야말로 인류가 도달할 수 있는 가장 아름답고 숭고한 진화의 형태다. "인간은 더 이상 빛을 바라보는 존재가 아니다. 이제 인간은 자신이 빛을 만드는 존재다."

에필로그

빛의 끝에서 인간을 다시 보다

의학은 언제나 인간의 한계를 마주하며 시작되었다. 더 이상 볼 수 없을 때, 더 이상 느낄 수 없을 때, 우리는 거기서 멈추지 않고 다시 길을 찾았다. 안과의 역사는 바로 그 '다시 보기'의 역사였다. 망막의 한 세포를 살리기 위해, 시력을 조금이라도 지키기 위해, 의사들은 현미경의 끝과 인간의 마음 사이를 오가며 한 줄기의 빛을 붙잡아 왔다. 이제 그 빛은 기술의 언어로 다시 태어나고 있다.

AI가 눈을 대신해 세상을 보고, 유전자가 손상된 세포를 되살리고, 스마트렌즈가 인간의 감각을 확장하며, 디지털 트윈이 우리의 눈 속 세계를 복제한다. 빛은 더 이상 단순한 물리 현상이 아니라, 데이터와 알고리즘으로 번역된 지능의 언어가 되었다.

그러나 기술이 아무리 정교해져도 그 빛이 향해야 할 방향은 여전히 인간을 향하고 있다. 나는 수많은 환자들의 눈을 들여다보며 그 안에서 생명의 이야기를 보았다. 빛을 잃은 눈은 언제나 어둠을 말하지만, 그 어둠 속에도 여전히 희미한 희망의 잔광이 있었다. AI는 그 희망을 계산하지 못하고, 로봇은 그 감정을 복제하지 못하며, 유전자는 그 믿음을 복원하지 못한다. 그것은 오직 인간만이 느낄 수 있는 감정이며, 그 감정이 바로 의료의 본질을 지탱하는 마지막 등불이다.

미래의 안과는 더 이상 단순히 '시력을 회복하는 곳'이 아니다. 그곳은 빛과 데이터, 감정과 철학이 교차하는 공간이며, 기술이 인간을 대신하는 곳이 아니라 인간을 완성하는 곳이다. AI는 눈의 구조를 이해하겠지만, 그 눈으로 바라볼 '세상의 의미'를 해석하는 것은 인간의 몫이다. 그래서 의학의 미래는 '계산의 시대'를 넘어 '해석의 시대'로 이동하고 있다.

인류가 빛을 제어할 수 있는 능력을 얻은 지금,우리는 질문해야 한다. "이 빛은 어디를 향해야 하는가?" 기술이 인간을 넘어서는 순간에도, 그 빛이 인간을 비추는 일을 멈추지 않아야 한다. 의학이 발전할수록, 우리는 오히려 더 깊이 '인간다움'이라는 본질을 다시 배워야 한다. 왜냐하면 눈은 단지 세상을 보기 위한 기관이 아니라, 세상을 이해하기 위한 통로이기 때문이다. 우리가 이 책에서 이야기해 온 모든 기술—유전자 치료, 인공시각, 디지털 트윈, AI 진단, 스마트렌즈—이 모든 것은 결국 한 가지 목적을 향하고 있다.

인간이 더 잘 보고, 더 깊이 이해하고, 더 따뜻하게 살아가는 것. 그 목적이 사라진 기술은 아무리 혁신적이어도 결국 방향을 잃은 빛과 같다. 그래서 나는 믿는다. 의학의 미래는 인간의 눈이 아니라, 인간의 마음 안에서 완성된다고. 의학은 더 이상 질병만을 다루지 않는다. 그것은 인간의 가능성을 다루고, 삶의 품격을 다루며, 희망의 지속성을 설계하는 예술이 되어 가고 있다. 의사는 치료자가 아니라 빛의 번역자, 그리고 환자는 대상이 아니라 의학의 공동 창조자가 된다. 이 새로운 질서 속에서 의료는 기술의 산업이 아니라 공감의 산업으로 진화할 것이다.

어쩌면 미래의 병원은 벽이 없는 공간이 될지도 모른다. 환자는 가상현실 속에서 진료를 받고, AI는 실시간으로 데이터를 분석하며, 의사는 그 모든 흐름을 조율하는 '지능의 지휘자'로 존재할 것이다. 그러나 그날에도 변하지 않을 단 하나가 있다. 그것은 바로 "사람이 사람을 낫게 한다"는 사실이다.

눈은 인간이 세상을 인식하는 첫 번째 창이다. 그리고 그 창을 통해 우리는 기술이 인간을 돕는 가장 아름다운 방식을 보게 될 것이다. 의학은 더 이상 신의 영역에 도전하는 기술이 아니라, 신이 인간에게 허락한 '빛의 이해'이다. 그 이해를 통해 인간은 자신의 존재를 다시 발견하고, 다시 한번 세상을 본다. 그것이 바로 〈안과의 미래의학〉이 말하고자 한 마지막 문장이다.

빛은 기술이 아니라 인간이다. 그리고 그 빛이 존재하는 한, 의학의 미래는 언제나 따뜻할 것이다.

안과의 미래의학

초판 1쇄 발행 2026년 1월 20일

지은이 조재학
펴낸이 이기봉
편집 좋은땅 편집팀
펴낸곳 도서출판 좋은땅
주소 서울특별시 마포구 양화로12길 26 지월드빌딩 (서교동 395-7)
전화 02)374-8616~7
팩스 02)374-8614
이메일 gworldbook@naver.com
홈페이지 www.g-world.co.kr

ISBN 979-11-388-5253-1(03510)

- 가격은 뒤표지에 있습니다.
-
- 파본은 구입하신 서점에서 교환해 드립니다.